Im Einklang: Achtsam leben für dich und deine Mitmenschen

von Peter Gallin

Wessendorf - Naturpark Hohe Mark

Im Einklang: Achtsam leben für dich und deine Mitmenschen

Inhaltsübersicht

Beispiel für eine achtsame Essensroutine

Achtsamkeit als Schlüssel zu gesunder Ernährung

4) Achtsame Bewegung - Bestandteil eines gesunden Lebensstils

Was bedeutet achtsame Bewegung?

Die Vorteile achtsamer Bewegung

Wie kann man achtsame Bewegung in den Alltag integrieren?

Bewegung als Teil der Achtsamkeitspraxis

5) Wie Schlafqualität unser Wohlbefinden beeinflusst

Warum Schlafqualität wichtig ist

Achtsamkeit und Schlaf

Wie Achtsamkeit beim Einschlafen hilft: Ein Beispiel

Fazit: Achtsamkeit als Schlüssel zu erholsamem Schlaf

6) Stressmanagement durch Achtsamkeit

Was ist Achtsamkeit?

Wie Achtsamkeit beim Stressmanagement hilft

Langfristige Vorteile des achtsamen Stressmanagements

7) Zeitmanagement mit Achtsamkeit

Was ist achtsames Zeitmanagement?

Die Grundlagen des achtsamen Zeitmanagements

Langfristige Vorteile des achtsamen Zeitmanagements

8) Emotionen wahrnehmen und verstehen

Die Rolle der Emotionen im Alltag

Achtsamkeit und emotionale Selbstwahrnehmung

Emotionen benennen und akzeptieren

Praktische Übungen zur achtsamen Wahrnehmung von Emotionen

9) Achtsam leben: Beziehungen pflegen mit Achtsamkeit

Die Bedeutung von Achtsamkeit in Beziehungen

Bewusstes Zuhören

Empathie und Mitgefühl kultivieren

Bewusste Kommunikation

Zeit bewusst miteinander verbringen

Vergebung und Loslassen

Die Beziehung zu sich selbst pflegen

10) Selbstmitgefühl als Schlüssel zu innerer Ruhe

Was ist Selbstmitgefühl?

Warum ist Selbstmitgefühl wichtig?

Selbstmitgefühl vs. Selbstmitleid

Wie man Selbstmitgefühl entwickelt: Praktische Ansätze

Achtsamkeit und Nachhaltigkeit

14) Die transformative Kraft der Meditation

Was ist Meditation?

Die Vorteile der Meditation

Meditation und Achtsamkeit: Eine enge Verbindung

Verschiedene Meditationspraktiken

Meditation in den Alltag integrieren

15) Ziele und Absichten klar und bewusst setzen

Ziele und Absichten: Was ist der Unterschied?

Achtsamkeit bei der Zielsetzung

Beispiel: Achtsames Zielsetzen im Alltag

Die Rolle von Flexibilität und Selbstmitgefühl

Schlusswort: Dein Weg zur Achtsamkeit

Im Einklang: Achtsam leben für dich und deine Mitmenschen

In einer Welt, die sich immer schneller dreht und uns mit zahllosen Reizen konfrontiert, sehnen sich viele Menschen nach mehr Balance, Klarheit und innerem Frieden. Achtsamkeit bietet einen kraftvollen Schlüssel, um aus dem Hamsterrad auszusteigen und bewusster, authentischer und erfüllter zu leben. Dieses Buch ist eine Einladung, sich auf eine Reise der Achtsamkeit zu begeben und in verschiedene Bereiche des täglichen Lebens tiefer einzutauchen, um mehr Gelassenheit und Verbundenheit zu erfahren.

Im Mittelpunkt steht die Atmung – das Tor zur Gegenwart. Durch einfache Atemtechniken und das bewusste Wahrnehmen des Atems lernen wir, den Moment zu spüren und den Geist zu beruhigen. Ebenso wichtig ist das Körperbewusstsein, das uns ermöglicht, unseren Körper nicht nur als Werkzeug des Alltags wahrzunehmen, sondern als Quelle von Energie und Weisheit.

Ein weiterer zentraler Baustein ist die Ernährung. Achtsames Essen bedeutet, nicht nur auf das „Was", sondern auch auf das „Wie" zu achten. Wir erforschen, wie eine achtsame Ernährung zu einem gesünderen und erfüllteren Leben führen kann. Damit verbunden ist die Bewegung, die uns nicht nur körperlich stärkt, sondern auch mentale Klarheit fördert. Achtsamkeit in der Bewegung, sei es beim Sport oder im Alltag, hilft uns, den Körper in Harmonie zu erleben.

Ein guter Schlaf ist essenziell für unser Wohlbefinden. In diesem Buch zeigen wir, wie Achtsamkeit die Schlafqualität verbessern kann, und geben Tipps, wie du zu einem tieferen und erholsameren Schlaf finden kannst. Für viele Menschen ist auch das Stressmanagement ein zentrales Thema. Du wirst erfahren, wie Achtsamkeit helfen kann, mit Stressfaktoren umzugehen und ihnen mit mehr Gelassenheit zu begegnen.

Das Buch geht darüber hinaus auf die Kunst des Zeitmanagements ein – wie wir durch Achtsamkeit den Umgang mit Zeit bewusst gestalten können. Dabei ist das Wahrnehmen und Verstehen von Emotionen ein wichtiges Thema. Wie lernen wir, unsere Gefühle zu beobachten, ohne von ihnen überwältigt zu werden?

Achtsamkeit betrifft jedoch nicht nur unser eigenes Innenleben, sondern auch, wie wir mit anderen in Verbindung stehen. Die Kapitel über Beziehungen pflegen und Selbstmitgefühl laden dich ein, mehr Mitgefühl,

Verbundenheit und Verständnis in deine Beziehungen zu bringen. Dankbarkeit öffnet das Herz für die Schönheit im Leben, während Digital Detox uns die Möglichkeit bietet, wieder bewusster und freier mit digitalen Medien umzugehen.

Schließlich wird die Verbundenheit zur Natur, unsere Naturverbundenheit, und die Praxis der Meditation als kraftvolle Werkzeuge vorgestellt, um inneren Frieden zu kultivieren. Die abschließenden Kapitel über Ziele und Absichten zeigen dir, wie du dein Leben auf eine achtsame Weise planen und gestalten kannst.

Jedes dieser Themen wird im Detail beleuchtet und bietet konkrete Übungen, um Achtsamkeit in jeden Bereich deines Lebens zu integrieren. Mach dich bereit für eine Reise, die nicht nur deinen Alltag bereichern wird, sondern auch zu einer tieferen Verbindung zu dir selbst führt.

1) Achtsam Atmen - Körper und Geist in Einklang bringen

Atmen ist eine der grundlegendsten und zugleich kraftvollsten Funktionen unseres Körpers, die oft unbewusst abläuft. In der Praxis des achtsamen Lebens spielt das Atmen jedoch eine zentrale Rolle, um Körper und Geist miteinander in Einklang zu bringen. Achtsames Atmen hilft, Stress abzubauen, den Geist zu beruhigen und einen tieferen Kontakt mit dem gegenwärtigen Moment herzustellen. In diesem Text erfährst du, wie du das Atmen als Werkzeug für mehr Achtsamkeit nutzen kannst und welche konkreten Übungen dabei unterstützen können.

Die Bedeutung des Atmens im Alltag

Obwohl wir täglich etwa 20.000 Atemzüge machen, geschieht das Atmen meist unbewusst. Gerade in stressigen Momenten neigen viele Menschen dazu, flach und oberflächlich zu atmen, was den Körper in einen Zustand der Anspannung versetzt. Doch unsere Atmung ist mehr als ein bloßer Mechanismus zur Sauerstoffversorgung. Sie steht in direktem Zusammenhang mit unserem Nervensystem und unserer emotionalen Verfassung. Durch eine bewusste Lenkung des Atems können wir unser Stresslevel senken, den Geist beruhigen und den Körper entspannen.

Achtsames Atmen: Verbindung von Körper und Geist

Achtsames Atmen ist eine Praxis, bei der wir unsere Aufmerksamkeit gezielt auf den Atem richten, ohne ihn zu verändern oder zu kontrollieren. Es geht darum, den Atem in seiner natürlichen Form zu beobachten – wie er einströmt, die Lungen füllt und wieder ausströmt. Diese bewusste Wahrnehmung des Atems hilft, den Geist von äußeren Reizen und Gedanken abzulenken und im gegenwärtigen Moment anzukommen.

Die Atmung dient hier als Anker. Indem wir den Atem bewusst spüren, richten wir unseren Fokus nach innen und können inneren Stress oder Sorgen loslassen. Diese einfache, aber effektive Methode kann jederzeit und überall angewendet werden. Ob im Stau, während eines Meetings oder beim Spazierengehen – achtsames Atmen ist eine sofort verfügbare Praxis, die uns hilft, präsent und ausgeglichen zu bleiben.

Die Auswirkungen des achtsamen Atmens auf Körper und Geist

Die Praxis des achtsamen Atmens hat zahlreiche positive Effekte auf die physische und psychische Gesundheit. Wissenschaftliche Studien zeigen, dass bewusstes Atmen das parasympathische Nervensystem aktiviert, das für Entspannung und Erholung verantwortlich ist. Dies reduziert die Produktion von Stresshormonen wie Cortisol und hilft, den Blutdruck zu senken. Gleichzeitig verbessert tiefes, bewusstes Atmen die Sauerstoffversorgung des Körpers, was zu mehr Energie und Wohlbefinden führt.

Neben den physiologischen Vorteilen wirkt achtsames Atmen auch beruhigend auf den Geist. Durch das bewusste Wahrnehmen des Atems lenken wir den Fokus von negativen Gedanken oder Ängsten weg und bringen den Geist zurück ins Hier und Jetzt. In stressigen Situationen kann dies helfen, klarer zu denken und weniger impulsiv zu handeln. Statt in automatischen Reaktionen gefangen zu sein, gewinnen wir durch achtsames Atmen eine Pause, in der wir unsere Emotionen regulieren und bewusster agieren können.

Praktische Atemübungen für mehr Achtsamkeit

Um die Vorteile des achtsamen Atmens zu nutzen, gibt es verschiedene Übungen, die leicht in den Alltag integriert werden können. Im Folgenden werden einige einfache, aber wirkungsvolle Atemtechniken vorgestellt:

Die 4-7-8 Atmung

Diese Technik ist besonders effektiv, um den Körper schnell zu entspannen und Stress abzubauen. Sie funktioniert wie folgt:
- Setze dich bequem hin und schließe die Augen.
- Atme tief durch die Nase ein und zähle dabei bis vier.
- Halte den Atem für sieben Sekunden an.
- Atme langsam durch den Mund aus und zähle dabei bis acht.
Diese Atemübung hilft, den Geist zu beruhigen und den Körper in einen Zustand der Ruhe zu versetzen. Sie kann besonders hilfreich vor dem Schlafengehen oder in stressigen Momenten sein.

Bauchatmung (Zwerchfellatmung)

Die Bauchatmung ist eine tiefe, bewusste Atmung, die den unteren Teil der Lungen einbezieht. Im Gegensatz zur flachen Brustatmung sorgt sie für eine bessere Sauerstoffaufnahme und fördert Entspannung:
- Lege eine Hand auf deinen Bauch und die andere auf deine Brust.
- Atme tief durch die Nase ein und spüre, wie sich dein Bauch hebt, während die Brust ruhig bleibt.
- Atme langsam durch den Mund aus und beobachte, wie sich der Bauch wieder senkt.
Diese Technik fördert eine tiefe Entspannung und kann in stressigen Situationen oder einfach als tägliche Übung zur Förderung von Achtsamkeit eingesetzt werden.

Achtsames Zählen der Atemzüge

Diese Übung ist ideal für den Einstieg in die Achtsamkeitspraxis:
- Setze dich bequem hin, schließe die Augen und atme tief durch.
- Beginne damit, deine Atemzüge zu zählen. Zähle jeden Atemzug bis zehn, dann fange wieder von vorne an.
- Wenn deine Gedanken abschweifen, bringe deine Aufmerksamkeit sanft zurück zum Zählen des Atems.
Diese Methode ist einfach, aber sehr wirkungsvoll, um den Geist zu fokussieren und im Moment zu bleiben.

Der Bodyscan mit Atmung

Der Bodyscan ist eine Achtsamkeitsübung, bei der man den Körper nach Empfindungen, Spannungen und Gefühlen "scannt". Kombiniert mit bewusster Atmung, verstärkt er das Körperbewusstsein:
- Lege dich bequem hin und schließe die Augen.
- Beginne, deinen Atem zu beobachten und lenke deine Aufmerksamkeit auf verschiedene Körperteile.
- Atme bewusst in jeden Bereich, angefangen bei den Füßen, bis du den ganzen Körper "durchatmet" hast.
Diese Übung fördert nicht nur Entspannung, sondern hilft auch, Verspannungen im Körper wahrzunehmen und loszulassen.

Alltagsbeispiele für achtsames Atmen

Das Schöne am achtsamen Atmen ist, dass es sich problemlos in den Alltag integrieren lässt. Du kannst jederzeit und überall kurze Momente der Achtsamkeit schaffen, um dich wieder zu zentrieren:

Im Büro: Vor einem wichtigen Meeting oder bei Stress kannst du eine Minute achtsam atmen, um klaren Kopf zu bekommen und die Anspannung zu reduzieren.

Beim Autofahren: Staus oder stressiger Verkehr können eine gute Gelegenheit sein, um dich auf deinen Atem zu konzentrieren und so Ruhe zu bewahren.

Beim Spazierengehen: Verbinde achtsames Atmen mit einem Spaziergang. Spüre die Schritte und lenke deine Aufmerksamkeit bewusst auf die Atmung, während du gehst.

Fazit

Atmen ist mehr als nur eine körperliche Notwendigkeit – es ist ein kraftvolles Werkzeug, um Achtsamkeit in unser Leben zu bringen. Durch bewusstes Atmen können wir den Körper entspannen, den Geist beruhigen und uns tiefer mit dem gegenwärtigen Moment verbinden. Die vorgestellten Übungen zeigen, wie einfach und wirkungsvoll achtsames Atmen sein kann, und wie es sich mühelos in den Alltag integrieren lässt. Wer regelmäßig achtsam atmet, kann langfristig mehr innere Ruhe, Klarheit und Wohlbefinden erfahren – ein wertvoller Schritt auf dem Weg zu einem achtsamen Leben.

2) Das Körperbewusstein - zentrales Element achtsamen Lebens

Körperbewusstsein ist ein zentrales Element eines achtsamen Lebens. Es bedeutet, eine tiefe Verbindung zu unserem physischen Körper herzustellen, ihn zu spüren und zu verstehen, wie er sich im Moment anfühlt. Durch die Kultivierung von Körperbewusstsein können wir lernen, besser auf die Signale unseres Körpers zu hören, Stress und Verspannungen zu erkennen und achtsame Entscheidungen für unser Wohlbefinden zu treffen. In einer Welt, die von ständiger Hektik und Reizüberflutung geprägt ist, verliert man leicht das Gespür für den eigenen Körper. Doch gerade hier kann Achtsamkeit helfen, wieder zu sich selbst zu finden.

Was ist Körperbewusstsein?

Körperbewusstsein beschreibt die Fähigkeit, den eigenen Körper bewusst wahrzunehmen und ihn als Teil unseres Selbst zu betrachten. Oft sind wir in unserem Alltag von unseren Gedanken oder externen Reizen so abgelenkt, dass wir unseren Körper und seine Bedürfnisse ignorieren. Dies führt oft zu chronischen Verspannungen, Stress und Unwohlsein. Körperbewusstsein hingegen hilft uns, diese Signale frühzeitig zu erkennen und besser auf unsere körperliche und emotionale Gesundheit zu achten.

Ein bewusster Umgang mit dem Körper schließt ein, wie wir uns bewegen, wie wir stehen, sitzen oder liegen und wie sich unser Körper anfühlt, während wir diese Tätigkeiten ausführen. Achtsames Körperbewusstsein kann dabei helfen, Verspannungen und Stress zu lindern, die durch schlechte Körperhaltung oder unbewusste Bewegungsmuster entstehen.

Die Bedeutung der Achtsamkeit für das Körperbewusstsein

Achtsamkeit ist die Praxis, die Aufmerksamkeit absichtsvoll auf den gegenwärtigen Moment zu lenken, ohne ihn zu bewerten. Beim Körperbewusstsein geht es darum, diese achtsame Haltung auf den eigenen Körper zu richten. Eine gängige Methode, um dies zu tun, ist der sogenannte "Bodyscan". Diese Übung hilft, Spannungen und Empfindungen im Körper wahrzunehmen, indem man die Aufmerksamkeit auf verschiedene Körperteile richtet, von den Füßen bis zum Kopf. Ziel ist es, die Empfindungen einfach nur zu beobachten, ohne sie zu beurteilen oder verändern zu wollen.

Ein Beispiel: Du sitzt an deinem Schreibtisch und spürst plötzlich Verspannungen im Nacken und den Schultern. Oft ignoriert man diese Signale oder kompensiert sie mit einem kurzen Schulterzucken. Bei achtsamem Körperbewusstsein hältst du jedoch inne und beobachtest die Verspannung genauer. Du fragst dich, wie du gerade sitzt, ob du deine Schultern unnötig anspannst oder ob du tief atmest. Allein diese bewusste Wahrnehmung kann dazu führen, dass du deine Haltung korrigierst oder dich entspannst.

Praktische Übungen für mehr Körperbewusstsein

Der Bodyscan

Der Bodyscan ist eine der am weitesten verbreiteten Achtsamkeitsübungen zur Stärkung des Körperbewusstseins. Dabei liegt oder sitzt man bequem und lenkt die Aufmerksamkeit systematisch auf verschiedene Körperteile. Man beginnt bei den Zehen und arbeitet sich langsam bis zum Kopf vor. Dabei wird jeder Bereich des Körpers bewusst wahrgenommen – ohne zu bewerten oder aktiv zu verändern. Diese Übung kann helfen, Spannungen zu lösen, den Körper besser zu spüren und einen Moment der Ruhe zu finden.

Achtsame Bewegung

Bewegung ist eine großartige Möglichkeit, das Körperbewusstsein zu fördern. Dabei geht es nicht um intensiven Sport, sondern um langsame, achtsame Bewegungen, bei denen der Fokus auf dem Gefühl im Körper liegt. Yoga, Tai Chi oder einfache Dehnübungen sind ideal, um den Körper zu spüren und Verspannungen zu lösen. Auch das achtsame Gehen – bei dem man bewusst die Füße auf dem Boden spürt und die Bewegungen beobachtet – kann helfen, die Verbindung zum Körper zu stärken.

Atemübungen

Achtsames Atmen unterstützt ebenfalls das Körperbewusstsein. Wenn wir uns auf den Atem konzentrieren, beruhigt sich der Geist und der Körper wird bewusster wahrgenommen. Eine einfache Übung ist es, die Augen zu schließen und den Atemfluss im Bauch oder in der Brust zu beobachten, ohne ihn zu verändern. Dabei spürt man, wie sich der Körper mit jedem Atemzug hebt und senkt, und stellt eine tiefere Verbindung zum Körper her.

Körperhaltungen bewusst wahrnehmen

Ein weiterer Schritt zu mehr Körperbewusstsein besteht darin, auf die eigene Haltung im Alltag zu achten. Wie stehst oder sitzt du? Ist deine Körperhaltung entspannt oder angespannt? Durch das regelmäßige Überprüfen und Bewusstmachen der Haltung lassen sich Fehlhaltungen vermeiden, die zu Verspannungen führen können.

Der Einfluss des Körperbewusstseins auf das Wohlbefinden

Ein besseres Körperbewusstsein führt oft zu einem gesünderen und achtsameren Lebensstil. Wenn wir unsere körperlichen Signale frühzeitig erkennen, können wir schneller auf sie reagieren und vermeiden, dass sich Stress oder körperliche Beschwerden aufstauen. Dies kann sich positiv auf die allgemeine Gesundheit auswirken, da wir uns öfter Pausen gönnen, eine bessere Haltung einnehmen und unseren Körper besser verstehen.

Beispielsweise zeigen Studien, dass Menschen, die achtsame Praktiken wie den Bodyscan oder achtsames Atmen regelmäßig in ihren Alltag integrieren, weniger unter Stresssymptomen leiden und eine höhere Lebensqualität aufweisen. Körperbewusstsein hilft auch, emotionale Belastungen im Körper zu erkennen – oft manifestieren sich Gefühle wie Angst oder Wut in Form von Verspannungen. Indem wir lernen, diese Empfindungen bewusst wahrzunehmen, können wir besser mit ihnen umgehen.

Fazit

Körperbewusstsein ist ein wesentlicher Bestandteil eines achtsamen Lebens. Es bedeutet, den eigenen Körper bewusst wahrzunehmen, seine Bedürfnisse zu erkennen und darauf einzugehen. Durch einfache Übungen wie den Bodyscan, achtsame Bewegung oder Atemübungen können wir lernen, unseren Körper besser zu verstehen und uns von unnötigen Spannungen zu befreien. Körperbewusstsein hilft nicht nur, Stress zu reduzieren und die körperliche Gesundheit zu verbessern, sondern fördert auch eine tiefere Verbindung zu uns selbst und dem gegenwärtigen Moment.

3) Die Vorteile der achtsamen Ernährung

Achtsamkeit ist nicht nur eine Praxis für den Geist, sondern kann auch einen großen Einfluss auf die Art und Weise haben, wie wir uns ernähren. Achtsame Ernährung bedeutet, sich bewusst mit dem Essen und dem eigenen Körper auseinanderzusetzen, und fördert eine gesunde Beziehung zur Nahrung. In einer Welt, in der oft hektisch gegessen wird – vor dem Bildschirm, im Auto oder unter Stress – kann achtsames Essen uns helfen, wieder eine Verbindung zu unseren körperlichen Bedürfnissen herzustellen und eine bessere Balance zu finden.

Was ist achtsame Ernährung?

Achtsame Ernährung basiert auf dem Prinzip, jeden Bissen mit voller Aufmerksamkeit zu genießen. Es geht darum, bewusst wahrzunehmen, was und wie wir essen, und den gesamten Prozess des Essens ohne Ablenkungen zu erleben. Anstatt automatisch zum Essen zu greifen oder nebenbei zu essen, bringt uns achtsames Essen zurück in den gegenwärtigen Moment und hilft uns, den Geschmack, die Textur und das Aroma der Speisen vollständig zu erleben. Dabei stehen folgende Aspekte im Vordergrund:

Präsenz beim Essen: Den Augenblick bewusst wahrnehmen, ohne von äußeren Reizen abgelenkt zu werden.

Körperliche Signale verstehen Besser auf Hunger- und Sättigungssignale hören.

Emotionale Auslöser erkennen: Essen nicht als Reaktion auf Stress oder Langeweile nutzen, sondern auf die echten Bedürfnisse des Körpers achten.

Die Vorteile der achtsamen Ernährung

Achtsames Essen kann das Essverhalten und die Beziehung zur Nahrung positiv verändern. Es hilft, emotionales Essen zu erkennen und den Konsum von ungesunden, verarbeiteten Lebensmitteln zu reduzieren. Zu den wesentlichen Vorteilen gehören:

Besseres Verständnis für Hunger und Sättigung

Menschen neigen oft dazu, über ihre Bedürfnisse hinaus zu essen, weil sie auf äußere Reize wie Verfügbarkeit von Nahrung oder emotionale Zustände reagieren. Achtsame Ernährung unterstützt dabei, das natürliche Sättigungsgefühl zu spüren und intuitiv zu essen.

Verbesserte Verdauung

Langsames, bewusstes Essen gibt dem Körper die Zeit, Nährstoffe besser aufzunehmen und das Verdauungssystem nicht zu überlasten. Wenn wir langsamer essen und gut kauen, können wir Blähungen, Völlegefühl und andere Verdauungsprobleme vermeiden.

Stressreduktion

In einer stressigen Umgebung greifen viele Menschen zu ungesunden Snacks oder schnellen Mahlzeiten. Achtsame Ernährung bietet eine Gelegenheit, sich für einige Minuten aus dem Stress des Alltags zurückzuziehen und den Moment zu genießen. Dieser Fokus auf den Augenblick kann eine beruhigende Wirkung haben.

Genuss am Essen

Wenn wir achtsam essen, konzentrieren wir uns auf den Geschmack, die Textur und den Geruch der Nahrung. Dies kann das Erlebnis des Essens intensivieren und dazu führen, dass wir mehr Wertschätzung für die Nahrung empfinden.

Praktische Schritte zur achtsamen Ernährung

Bewusst einkaufen

Der erste Schritt zur achtsamen Ernährung beginnt bereits beim Einkaufen. Achtsam einkaufen bedeutet, sich Zeit zu nehmen, um über die Auswahl der Lebensmittel nachzudenken, anstatt wahllos Produkte in den Einkaufswagen zu legen. Es geht darum, sich zu fragen: Was tut meinem Körper gut? Woher kommen die Lebensmittel? Wer hat sie produziert?

Beispiel: Anstatt im Supermarkt zu schnell verarbeiteten Snacks zu greifen, kannst du auf lokale, unverarbeitete Produkte setzen. Regionale Märkte bieten eine Vielzahl an frischen, gesunden Lebensmitteln, und der direkte Kontakt zu den Erzeugern kann das Bewusstsein für die Herkunft der Nahrung schärfen.

Langsames und bewusstes Essen

Eine der Grundregeln der achtsamen Ernährung ist es, das Essen zu verlangsamen. Statt in Eile zu essen, nimm dir bewusst Zeit für jede Mahlzeit. Setze dich hin, schalte Ablenkungen wie Handy oder Fernseher aus und konzentriere dich ausschließlich auf das Essen.

Beispiel: Du hast ein Stück Schokolade vor dir. Anstatt es schnell zu essen, halte einen Moment inne. Schau dir das Stück an, rieche es, und nimm dann einen Bissen. Schmecke die Aromen und spüre, wie die Schokolade auf der Zunge zergeht. Dieser bewusste Moment kann dazu führen, dass du das Essen intensiver erlebst und weniger isst, da du dich schneller gesättigt fühlst.

Auf Hunger- und Sättigungssignale achten

Achtsames Essen hilft dir, die natürlichen Signale deines Körpers besser zu verstehen. Bevor du mit dem Essen beginnst, halte kurz inne und frage dich: Habe ich wirklich Hunger? Oder esse ich, weil ich gelangweilt, gestresst oder emotional belastet bin? Durch diese einfache Reflexion kannst du vermeiden, aus falschen Gründen zu essen.

Beispiel: Du fühlst am Nachmittag den Drang, zu einem Snack zu greifen. Anstatt automatisch etwas zu essen, halte inne und frage dich: Bin ich wirklich hungrig oder nur müde oder gelangweilt? Falls der Hunger nicht real ist, könntest du einen Spaziergang machen oder Wasser trinken, um der emotionalen Ursache auf den Grund zu gehen.

Bewusste Portionierung

Oft essen wir mehr, als unser Körper benötigt, weil wir große Portionen auf den Teller laden oder uns von den Reizen der Umgebung leiten lassen. Achtsame Ernährung erfordert, die Menge des Essens zu überdenken und sich auf die Qualität statt Quantität zu konzentrieren.

Beispiel: Anstatt einen großen Teller mit Essen vollzupacken, kannst du kleinere Portionen auf einen kleineren Teller legen. Dies hilft nicht nur, langsamer zu essen, sondern ermöglicht es dir auch, auf das natürliche Sättigungsgefühl zu achten und nur so viel zu essen, wie dein Körper wirklich braucht.

Verbindung zu den Sinnen
Beim achtsamen Essen geht es auch darum, alle Sinne einzubeziehen. Betrachte die Farben deines Essens, rieche die Aromen, spüre die Textur in deinem Mund und höre das Kauen. All diese Sinneseindrücke verstärken das Esserlebnis und machen jede Mahlzeit zu einem besonderen Moment.

Beispiel: Du isst eine frische Orange. Anstatt sie schnell zu schälen und zu essen, nimm dir Zeit, die Schale zu riechen, die Textur zu spüren und das saftige Fruchtfleisch zu genießen. Indem du dich bewusst auf diese sensorischen Eindrücke einlässt, wird das Essen zu einer intensiveren und befriedigenderen Erfahrung.

Beispiel für eine achtsame Essensroutine

Ein einfacher Weg, achtsames Essen zu integrieren, besteht darin, mit einer Mahlzeit pro Tag zu beginnen, bei der du dich ganz bewusst auf den Prozess des Essens konzentrierst. Wähle dafür eine ruhige Umgebung ohne Ablenkungen. Lasse dein Handy oder andere Geräte beiseite und achte darauf, wie sich jeder Bissen anfühlt und schmeckt. Langfristig wird diese Praxis zu einem tieferen Verständnis deiner eigenen Ernährungsbedürfnisse führen und das Wohlbefinden auf verschiedenen Ebenen steigern.

Achtsamkeit als Schlüssel zu gesunder Ernährung

Achtsame Ernährung bedeutet, bewusster zu essen und eine tiefere Verbindung zu den Nahrungsmitteln, den Körperbedürfnissen und dem gesamten Essprozess herzustellen. Es ist eine Einladung, das Essen nicht nur als eine notwendige körperliche Funktion zu betrachten, sondern es als Teil einer ganzheitlichen Achtsamkeitspraxis zu integrieren. Indem wir uns bewusst Zeit für jede Mahlzeit nehmen, unsere Sinne einbeziehen und auf unseren Körper hören, können wir nicht nur unsere körperliche Gesundheit fördern, sondern auch den mentalen und emotionalen Nutzen des achtsamen Lebens erfahren.

4) Achtsame Bewegung - Bestandteil eines gesunden Lebensstils

Bewegung ist ein grundlegender Bestandteil eines gesunden und achtsamen Lebensstils. Sie fördert nicht nur die körperliche Gesundheit, sondern trägt auch zur mentalen Ausgeglichenheit und emotionalen Balance bei. Im Rahmen eines achtsamen Lebens bedeutet Bewegung, nicht nur körperliche Fitness zu verfolgen, sondern auch bewusst mit dem eigenen Körper umzugehen, dessen Bedürfnisse zu spüren und die Bewegungen zu genießen. In diesem Text wollen wir erkunden, wie Bewegung in Verbindung mit Achtsamkeit unser Wohlbefinden verbessert und wie wir durch achtsame Bewegung eine tiefere Verbindung zu uns selbst und unserer Umgebung schaffen können.

Was bedeutet achtsame Bewegung?

Achtsame Bewegung bedeutet, dass man sich während der körperlichen Aktivität auf den gegenwärtigen Moment konzentriert, den eigenen Körper bewusst wahrnimmt und achtsam mit den eigenen Grenzen umgeht. Es geht nicht darum, Höchstleistungen zu erbringen oder Rekorde zu brechen, sondern darum, die Bewegungen bewusst und mit voller Aufmerksamkeit auszuführen. So wird jede Bewegung zu einem Moment der Achtsamkeit, in dem der Geist im Einklang mit dem Körper steht.

Ein Beispiel für achtsame Bewegung ist Yoga. Bei jeder Asana (Yogahaltung) wird der Fokus auf den Atem und die präzise Ausführung der Bewegung gelegt. Gleichzeitig geht es darum, sich selbst nicht zu überfordern und die individuellen Grenzen zu respektieren. Diese Verbindung von Körper und Geist hilft dabei, die körperliche Aktivität als eine Form der Meditation zu erleben.

Die Vorteile achtsamer Bewegung

Achtsame Bewegung bringt viele Vorteile mit sich, die sowohl den Körper als auch den Geist betreffen. Zu den wichtigsten positiven Effekten gehören:

Verbesserte Körperwahrnehmung

Durch achtsame Bewegung entwickeln wir ein besseres Verständnis für unseren Körper. Wir nehmen Verspannungen, Schmerzen oder Wohlbefinden bewusster wahr. Dieses gesteigerte Bewusstsein hilft uns, körperliche Bedürfnisse zu erkennen und angemessen auf sie zu reagieren.

Stressabbau

Bewegung hilft nachweislich, Stress abzubauen. In Kombination mit Achtsamkeit, die uns lehrt, unsere Gedanken und Gefühle ohne Wertung zu beobachten, kann Bewegung zu einem wirksamen Mittel gegen Stress und Ängste werden.

Stärkung der mentalen Gesundheit

Achtsame Bewegung fördert nicht nur die körperliche Fitness, sondern hat auch eine positive Wirkung auf die Psyche. Studien zeigen, dass regelmäßige körperliche Aktivität in Kombination mit Achtsamkeit das Risiko von Depressionen und Angstzuständen reduziert.

Steigerung der Flexibilität und Kraft

Auch wenn der Fokus bei der achtsamen Bewegung nicht auf Leistung liegt, wird durch regelmäßige Praxis die körperliche Fitness gesteigert. Dies geschieht in einem natürlichen und angenehmen Tempo, ohne Zwang oder Druck.

Verbesserung des Schlafs

Wer sich regelmäßig bewegt, schläft in der Regel besser. Durch die Verbindung mit Achtsamkeit wird dieser Effekt noch verstärkt, da die innere Ruhe gefördert wird, die für einen erholsamen Schlaf notwendig ist.

Wie kann man achtsame Bewegung in den Alltag integrieren?

Es gibt viele Möglichkeiten, achtsame Bewegung in den Alltag zu integrieren. Wichtig ist, dass der Fokus immer auf der bewussten Wahrnehmung des Körpers und des gegenwärtigen Moments liegt.

Achtsames Gehen

Eine der einfachsten Formen der achtsamen Bewegung ist das achtsame Gehen. Dabei geht es nicht darum, eine bestimmte Strecke in einer festgelegten Zeit zu bewältigen, sondern um das bewusste Erleben des Gehens selbst. Jede Bewegung, jede Berührung des Bodens, jeder Atemzug wird mit voller Aufmerksamkeit wahrgenommen.

Beispiel: Gehe in einem Park oder einem ruhigen Wald spazieren und achte auf jeden Schritt. Spüre, wie deine Füße den Boden berühren, wie sich dein Körper bei jedem Schritt bewegt. Höre die Geräusche der Natur um dich herum und nimm die Gerüche und Farben deiner Umgebung wahr. Diese Art des Gehens kann besonders beruhigend und erdend wirken.

Yoga und Tai Chi

Yoga und Tai Chi sind traditionelle Bewegungspraktiken, die Achtsamkeit und Körperbewusstsein in den Mittelpunkt stellen. Beide Methoden fördern die Balance zwischen Körper und Geist, indem sie langsame, bewusste Bewegungen mit Atemtechniken und Konzentration kombinieren.

Beispiel: Während du eine Yoga-Pose hältst, fokussiere dich auf deinen Atem. Spüre, wie sich dein Körper dehnt und wie du gleichzeitig loslassen kannst. Nimm wahr, wo Spannungen in deinem Körper sitzen, und versuche, diese durch deine Atmung zu lösen. Yoga ist eine ideale Praxis, um Bewegung und Achtsamkeit zu vereinen.

Achtsames Stretching

Dehnen ist eine großartige Möglichkeit, den Körper auf sanfte Weise zu bewegen und gleichzeitig die Flexibilität zu fördern. Indem du dich bewusst auf jede Dehnung konzentrierst, kannst du eine tiefere Verbindung zu deinem Körper herstellen und Spannungen abbauen.

Beispiel: Setze dich auf eine Matte und strecke dich langsam in alle Richtungen. Atme tief ein und aus, während du dich dehnst, und achte darauf, wie dein Körper auf die Bewegungen reagiert. Fühle die Dehnung

in den Muskeln und gib jedem Bereich deines Körpers die
Aufmerksamkeit, die er braucht.

Achtsames Krafttraining
Auch wenn Krafttraining oft als eine leistungsorientierte Aktivität
angesehen wird, kann es achtsam gestaltet werden. Indem man sich
während des Trainings auf die einzelnen Bewegungen und die Atmung
konzentriert, wird das Training intensiver und bewusster.

Beispiel: Während du eine Hantel hebst, konzentriere dich auf die
Muskeln, die du dabei beanspruchst. Achte darauf, wie sich dein Körper
bewegt, und führe jede Bewegung langsam und kontrolliert aus. Zwischen
den Sätzen kannst du kurze Atempausen einlegen, um dich zu zentrieren
und den Moment bewusst zu erleben.

Achtsames Tanzen
Tanzen ist eine wunderbare Möglichkeit, den Körper in Bewegung zu
bringen und gleichzeitig Freude zu empfinden. Beim achtsamen Tanzen
geht es nicht um Perfektion oder bestimmte Schritte, sondern um das
Loslassen und das Spüren der Bewegungen in Verbindung mit der Musik.

Beispiel: Schalte deine Lieblingsmusik ein und bewege dich so, wie es dir
gefällt. Lasse alle Gedanken los und spüre, wie sich dein Körper im
Rhythmus der Musik bewegt. Diese Form des Tanzens kann eine tief
befreiende und freudvolle Erfahrung sein.

Bewegung als Teil der Achtsamkeitspraxis

Bewegung ist ein zentraler Bestandteil eines achtsamen Lebensstils. Sie
fördert nicht nur die körperliche Gesundheit, sondern unterstützt auch das
mentale Wohlbefinden und hilft, im Einklang mit sich selbst zu leben.
Indem wir uns während der Bewegung bewusst auf unseren Körper und
den gegenwärtigen Moment konzentrieren, schaffen wir eine Verbindung
zwischen Körper und Geist, die uns hilft, Stress abzubauen und ein tiefes
Gefühl von Wohlbefinden zu entwickeln.

Fazit
Achtsame Bewegung ist eine kraftvolle Praxis, die uns hilft, in einem
hektischen Alltag eine Balance zu finden. Ob durch achtsames Gehen,
Yoga, Tanzen oder Krafttraining – die bewusste Verbindung von
Bewegung und Achtsamkeit führt zu einer tieferen Verbindung mit dem
eigenen Körper und einem gesteigerten Wohlbefinden. Es geht nicht um
Leistung oder Perfektion, sondern darum, den Körper mit Aufmerksamkeit
und Liebe zu bewegen und so zu einem ausgeglicheneren und erfüllteren
Leben beizutragen.

Integriere kleine, achtsame Bewegungsrituale in deinen Alltag und spüre,
wie sie dein Leben bereichern und dir helfen, bewusster und gesünder zu
leben.

5) Wie Schlafqualität unser Wohlbefinden beeinflusst

Schlaf ist ein wesentlicher Bestandteil unseres Lebens und spielt eine entscheidende Rolle für unser körperliches und geistiges Wohlbefinden. Die Schlafqualität beeinflusst unsere Energie, Konzentration und emotionale Balance. Trotz seiner Bedeutung wird Schlaf oft vernachlässigt, und viele Menschen leiden unter Schlafmangel oder schlechter Schlafqualität. Indem wir Achtsamkeit in unseren Schlafgewohnheiten entwickeln, können wir die Qualität unseres Schlafs verbessern und so unsere Gesundheit und Lebensqualität steigern.

Warum Schlafqualität wichtig ist

Schlaf ist die Zeit, in der sich unser Körper und Geist regenerieren.
Während wir schlafen, durchläuft der Körper verschiedene Phasen, die
notwendig sind, um das Immunsystem zu stärken, das Gehirn zu erholen
und das Gedächtnis zu konsolidieren. Ohne ausreichend Schlaf oder guten
Schlaf wird unser Körper nicht vollständig regeneriert, was zu körperlichen
und psychischen Problemen führen kann.

Eine schlechte Schlafqualität kann sich negativ auf verschiedene Aspekte
des Lebens auswirken, darunter:

Konzentration und Gedächtnis

Schlafmangel beeinträchtigt die kognitiven Funktionen, was zu
Konzentrationsschwierigkeiten und Gedächtnisproblemen führen kann.

Emotionale Stabilität

Menschen, die schlecht schlafen, sind oft reizbarer und anfälliger für
Stress.

Physische Gesundheit

Schlechter Schlaf wird mit einem höheren Risiko für Herzkrankheiten,
Bluthochdruck und Gewichtszunahme in Verbindung gebracht.

Achtsamkeit und Schlaf

Achtsamkeit kann eine wichtige Rolle dabei spielen, die Qualität unseres
Schlafs zu verbessern. Indem wir unsere Schlafgewohnheiten und unseren
Umgang mit Stress bewusster gestalten, können wir die Schlafqualität
positiv beeinflussen. Achtsamkeit hilft uns, sowohl unseren Körper als
auch unseren Geist besser zu verstehen, sodass wir gezielt daran arbeiten
können, negative Einflüsse auf den Schlaf zu minimieren.

Achtsame Abendroutine

Eine achtsame Abendroutine ist eine gute Möglichkeit, sich auf eine
erholsame Nacht vorzubereiten. Diese Routine sollte entspannende
Aktivitäten beinhalten, die den Geist beruhigen und den Körper auf den
Schlaf einstimmen.

Beispiel: Statt bis spät in die Nacht vor dem Bildschirm zu sitzen, kannst
du eine Stunde vor dem Schlafengehen eine ruhige und entspannende
Routine einführen. Dies kann das Lesen eines Buches, sanftes Stretching
oder das Hören beruhigender Musik umfassen. Schalte elektronische
Geräte mindestens 30 Minuten vor dem Schlafen aus, da das blaue Licht
von Bildschirmen den Schlaf-Wach-Rhythmus stören kann.

Achtsames Atmen für besseren Schlaf

Die Atmung ist eng mit dem Zustand des Nervensystems verbunden.
Tiefes, langsames Atmen kann den Parasympathikus aktivieren, der den
Körper beruhigt und in einen entspannten Zustand versetzt. Diese
Entspannung ist wichtig, um den Körper auf den Schlaf vorzubereiten.

Beispiel: Vor dem Schlafengehen kannst du eine einfache Atemübung
durchführen. Setze dich aufrecht hin, schließe die Augen und atme tief
durch die Nase ein, sodass sich dein Bauch hebt. Atme langsam durch den
Mund aus. Konzentriere dich dabei nur auf deine Atmung und versuche,
alle Gedanken loszulassen. Diese Übung hilft dir, den Geist zu beruhigen
und Stress abzubauen.

Schlafumgebung bewusst gestalten

Die Umgebung, in der wir schlafen, hat einen großen Einfluss auf die
Schlafqualität. Eine achtsame Gestaltung des Schlafzimmers kann den
Schlaf verbessern, indem störende Elemente minimiert und eine
Atmosphäre der Ruhe geschaffen wird.

Beispiel: Achte darauf, dass dein Schlafzimmer dunkel, ruhig und gut gelüftet ist. Vermeide laute Geräusche oder helles Licht, die den Schlaf stören könnten. Verwende weiche, bequeme Bettwäsche, um den Schlafkomfort zu maximieren. Eine kühle Raumtemperatur (zwischen 16 und 20 Grad Celsius) ist ideal für einen erholsamen Schlaf.

Achtsames Loslassen von Gedanken

Oft hindern uns Gedanken oder Sorgen daran, einzuschlafen oder durchzuschlafen. Achtsamkeit kann uns helfen, diese Gedanken bewusst wahrzunehmen, ohne uns von ihnen überwältigen zu lassen. Es geht darum, die Gedanken zu beobachten und sie nicht zu bewerten oder zu analysieren.

Beispiel: Wenn du im Bett liegst und dein Kopf voller Gedanken ist, versuche, diese Gedanken einfach zu beobachten, ohne dich auf sie einzulassen. Sage dir innerlich: „Ich nehme diesen Gedanken wahr, aber ich lasse ihn jetzt los." Eine andere Technik ist, einen inneren Anker wie den Atem oder ein beruhigendes Wort zu finden, auf das du dich konzentrieren kannst.

Achtsame Ernährung vor dem Schlafen

Auch unsere Essgewohnheiten beeinflussen die Schlafqualität. Bestimmte Lebensmittel und Getränke können den Schlaf stören, während andere dazu beitragen, dass wir besser schlafen.

Beispiel: Vermeide schwere Mahlzeiten, koffeinhaltige Getränke oder Alkohol am Abend, da diese den Schlaf beeinträchtigen können. Stattdessen kannst du leichte, schlaffördernde Snacks wie Bananen, Nüsse oder warme Milch mit Honig zu dir nehmen. Diese enthalten Nährstoffe, die die Produktion von Melatonin und Serotonin fördern, beides Hormone, die den Schlaf unterstützen.

Wie Achtsamkeit beim Einschlafen hilft: Ein Beispiel

Anna hat oft Schwierigkeiten, abends zur Ruhe zu kommen. Sie liegt im Bett und grübelt über den Tag nach oder plant schon die Aufgaben des nächsten Tages. Dies führt dazu, dass sie lange wach liegt und morgens müde aufwacht. Um ihre Schlafqualität zu verbessern, integriert Anna Achtsamkeit in ihre Abendroutine.

Zuerst schaltet sie ihr Smartphone eine Stunde vor dem Schlafengehen aus. Dann macht sie für 10 Minuten sanfte Dehnübungen, um Verspannungen zu lösen. Anschließend setzt sie sich hin und führt eine Atemmeditation durch. Dabei konzentriert sie sich ausschließlich auf ihre Atmung und versucht, ihre Gedanken loszulassen.

Im Bett angekommen, achtet Anna darauf, ihre Gedanken nicht festzuhalten. Wenn sie merkt, dass sie wieder anfängt zu grübeln, kehrt sie zu ihrem Atem zurück und beobachtet ihn. Nach ein paar Minuten spürt sie, wie sich ihr Körper entspannt, und sie gleitet sanft in den Schlaf.

Durch diese Routine bemerkt Anna, dass sie weniger lange wach liegt und erholter aufwacht.

Fazit: Achtsamkeit als Schlüssel zu erholsamem Schlaf

Achtsamkeit kann ein wertvolles Werkzeug sein, um die Schlafqualität zu verbessern. Indem wir unseren Körper und Geist achtsam auf den Schlaf vorbereiten, schaffen wir eine Grundlage für eine erholsame Nacht. Von einer achtsamen Abendroutine über Atemübungen bis hin zur Gestaltung einer ruhigen Schlafumgebung – es gibt viele Ansätze, um den Schlaf durch Achtsamkeit zu fördern.

Der Schlüssel liegt darin, sich bewusst Zeit für den Übergang in den Schlaf zu nehmen und den Stress des Alltags loszulassen. Eine achtsame Herangehensweise an den Schlaf kann nicht nur die Schlafqualität verbessern, sondern auch unser allgemeines Wohlbefinden steigern und uns dabei helfen, den Tag voller Energie und Gelassenheit zu beginnen.

6) Stressmanagement durch Achtsamkeit

Stress ist ein allgegenwärtiger Teil des modernen Lebens und kann, wenn er nicht richtig gemanagt wird, zu ernsthaften körperlichen und psychischen Problemen führen. Anhaltender Stress wirkt sich auf den Körper aus, indem er das Immunsystem schwächt, Schlafstörungen verursacht und zu chronischen Erkrankungen wie Bluthochdruck und Herzproblemen führen kann. Gleichzeitig beeinträchtigt Stress auch unser emotionales und mentales Wohlbefinden, indem er Angstzustände, Depressionen und ein allgemeines Gefühl der Überforderung verstärkt.

Achtsamkeit, eine Praxis, die ihre Wurzeln in der buddhistischen Meditation hat, bietet einen wirksamen Ansatz, um Stress zu bewältigen. Durch die Achtsamkeitspraxis lernen wir, unsere Gedanken und Gefühle bewusst wahrzunehmen, ohne sie zu bewerten oder zu unterdrücken. Dies hilft uns, mit den Herausforderungen des Lebens in einem gelasseneren und ausgeglicheneren Zustand umzugehen.

Was ist Achtsamkeit?

Achtsamkeit bedeutet, den gegenwärtigen Moment bewusst und nicht wertend wahrzunehmen. Es geht darum, sich auf das Hier und Jetzt zu konzentrieren, anstatt sich in Gedanken über die Vergangenheit oder Sorgen über die Zukunft zu verlieren. Achtsamkeit kann durch verschiedene Techniken geübt werden, einschließlich Meditation, Atemübungen und achtsamen Bewegungen wie Yoga oder Tai Chi.

Im Kontext des Stressmanagements hilft Achtsamkeit, unsere Reaktionen auf Stressoren zu beobachten und zu verändern. Oft reagieren wir automatisch und unbewusst auf stressige Situationen, was zu einer Eskalation des Stresslevels führt. Achtsamkeit unterbricht diesen automatischen Reaktionszyklus und ermöglicht es uns, bewusstere und ruhigere Entscheidungen zu treffen.

Wie Achtsamkeit beim Stressmanagement hilft

Erkennen der Stressauslöser

Ein wichtiger Schritt im Stressmanagement ist das Erkennen der eigenen Stressauslöser. Viele Menschen sind sich nicht bewusst, was sie im Alltag wirklich stresst, da sie so sehr in Routinen gefangen sind. Achtsamkeit hilft dabei, diese Auslöser zu identifizieren, indem sie uns lehrt, aufmerksam und bewusst auf unsere Umgebung und unsere inneren Reaktionen zu achten.

Beispiel: Lisa merkt, dass sie besonders gestresst ist, wenn sie viele Aufgaben auf einmal erledigen muss. Durch das Praktizieren von Achtsamkeit hat sie gelernt, ihren Körper zu beobachten. Wenn sie Anzeichen von Stress bemerkt – etwa einen erhöhten Puls oder verspannte Schultern – hält sie inne und fragt sich, was diesen Stress ausgelöst hat. Dies ermöglicht ihr, ihre Stressoren klarer zu erkennen und gezielt dagegen vorzugehen.

Unterbrechung der Stressreaktion

Stress erzeugt oft eine automatische körperliche und emotionale Reaktion, die als "Kampf-oder-Flucht"-Reaktion bekannt ist. Wenn wir uns gestresst fühlen, steigt der Cortisolspiegel, der Puls erhöht sich und die Muskeln spannen sich an. Diese Reaktion ist ein Überbleibsel unserer evolutionären Entwicklung, die uns in Gefahrensituationen schützen sollte. Heute sind es jedoch oft alltägliche Probleme, die diese Reaktion auslösen, wie Arbeitsdruck, familiäre Verpflichtungen oder Verkehr.

Achtsamkeit hilft uns, diese Stressreaktion zu unterbrechen. Anstatt unbewusst in den Kampf- oder Fluchtmodus zu geraten, können wir innehalten und unsere Reaktion bewusst steuern. Atemübungen und Meditation sind effektive Werkzeuge, um den Geist zu beruhigen und den Körper in einen Zustand der Entspannung zu versetzen.

Beispiel: Thomas ist beruflich stark belastet und bemerkt oft, dass sein Puls hochgeht und seine Gedanken rasen, wenn er unter Druck steht. Durch Achtsamkeitsübungen hat er gelernt, in solchen Momenten innezuhalten und ein paar tiefe Atemzüge zu nehmen. Dies hilft ihm, sich zu zentrieren und die Situation mit mehr Klarheit zu betrachten.

Atemübungen zur Stressbewältigung

Die Atmung ist ein zentraler Bestandteil der Achtsamkeitspraxis und ein wirkungsvolles Mittel, um Stress zu reduzieren. Durch bewusstes Atmen können wir das Nervensystem beruhigen und den Körper in einen Zustand der Entspannung versetzen. Eine einfache und effektive Atemübung ist die sogenannte 4-7-8-Atmung, bei der man vier Sekunden einatmet, sieben Sekunden den Atem hält und acht Sekunden langsam ausatmet. Diese Technik hilft, den Geist zu beruhigen und den Körper zu entspannen.

Beispiel: Sabine merkt oft, dass sie sich nach stressigen Arbeitstagen nicht entspannen kann. Sie beginnt, die 4-7-8-Atemtechnik anzuwenden, bevor sie ins Bett geht. Schon nach wenigen Tagen bemerkt sie, dass sie sich ruhiger fühlt und schneller einschläft.

Achtsames Zuhören und Kommunizieren

Ein häufiger Stressfaktor im Alltag sind zwischenmenschliche Konflikte, die oft durch Missverständnisse oder unachtsame Kommunikation entstehen. Achtsames Zuhören bedeutet, dem Gesprächspartner volle Aufmerksamkeit zu schenken, ohne gedanklich abzuschweifen oder bereits während des Zuhörens die eigene Antwort zu formulieren. Durch achtsames Zuhören und Kommunizieren können Missverständnisse vermieden und Konflikte entschärft werden, was letztendlich zu einem stressfreieren Umgang miteinander führt.

Beispiel: Julia und ihr Partner hatten oft Streit, weil sie aneinander vorbeiredeten. Seit Julia achtsames Zuhören praktiziert, gibt sie sich mehr Mühe, seinem Standpunkt wirklich zu folgen, bevor sie antwortet. Dies hat ihre Kommunikation verbessert und viele Konflikte gelöst.

Achtsame Bewegung
Körperliche Aktivität ist eine bewährte Methode, um Stress abzubauen, doch in Kombination mit Achtsamkeit kann Bewegung noch effektiver sein. Yoga, Tai Chi und achtsames Gehen sind Beispiele für Bewegungsformen, die nicht nur den Körper stärken, sondern auch den Geist beruhigen. Bei diesen Aktivitäten konzentriert man sich auf den Atem und die präzise Ausführung der Bewegungen, was die Achtsamkeit fördert und gleichzeitig Stress reduziert.

Beispiel: Michael fühlt sich oft nach langen Arbeitstagen angespannt. Er hat begonnen, abends eine kurze Yogaeinheit in seinen Alltag zu integrieren, bei der er sich bewusst auf seine Atmung und die Dehnungen konzentriert. Diese Routine hilft ihm, körperliche und geistige Anspannung loszulassen und den Tag entspannt abzuschließen.

Achtsames Journaling

Das Führen eines Tagebuchs ist eine weitere achtsame Methode, um mit Stress umzugehen. Achtsames Journaling bedeutet, Gedanken und Gefühle ohne Bewertung zu Papier zu bringen. Dies kann helfen, stressige Situationen besser zu verstehen und eine neue Perspektive auf die eigenen Herausforderungen zu gewinnen.

Beispiel: Leonie führt jeden Abend ein Tagebuch, in dem sie über ihre stressigsten Momente des Tages schreibt. Dabei versucht sie, nicht wertend zu sein, sondern ihre Gefühle einfach zu beobachten. Diese Praxis hilft ihr, den Tag bewusst abzuschließen und den Stress loszulassen, bevor sie ins Bett geht.

Langfristige Vorteile des achtsamen Stressmanagements

Die regelmäßige Anwendung von Achtsamkeitstechniken im Alltag kann
zu einer langfristigen Reduzierung des Stressniveaus führen. Achtsamkeit
stärkt die emotionale Resilienz, verbessert die Selbstwahrnehmung und
fördert ein allgemeines Gefühl des Wohlbefindens. Menschen, die
regelmäßig Achtsamkeit praktizieren, berichten häufig von weniger
körperlichen Stresssymptomen, einer verbesserten mentalen Klarheit und
einem positiveren Umgang mit herausfordernden Situationen.

Fazit

Stress ist ein unvermeidlicher Teil des Lebens, doch durch Achtsamkeit
können wir lernen, besser mit ihm umzugehen. Ob durch Atemübungen,
achtsames Zuhören oder das bewusste Erkennen von Stressauslösern – die
Integration von Achtsamkeit in den Alltag ermöglicht es uns, Stress auf
gesunde und nachhaltige Weise zu bewältigen. Indem wir uns auf den
gegenwärtigen Moment konzentrieren und unsere Reaktionen bewusst
steuern, können wir unser Leben entspannter und ausgeglichener gestalten.
Achtsamkeit ist nicht nur eine Technik, sondern eine Lebenshaltung, die
uns hilft, in einer stressigen Welt gelassener und bewusster zu leben.

7) Zeitmanagement mit Achtsamkeit

In der heutigen schnelllebigen Welt haben viele das Gefühl, dass ihnen die Zeit davonläuft. Termine, Verpflichtungen und ständige Ablenkungen machen es schwer, den Überblick zu behalten und die eigenen Prioritäten zu setzen. Ein achtsames Zeitmanagement kann uns helfen, die Kontrolle über unseren Alltag zurückzugewinnen und den Moment bewusster zu erleben. Indem wir Achtsamkeit in unsere tägliche Planung integrieren, können wir Stress reduzieren, unsere Produktivität steigern und eine gesunde Balance zwischen Arbeit und Freizeit finden.

Was ist achtsames Zeitmanagement?

Achtsames Zeitmanagement bedeutet, bewusst zu planen, Prioritäten zu setzen und den Augenblick wahrzunehmen, anstatt sich in den vielen Aufgaben und Verpflichtungen des Alltags zu verlieren. Es ist ein Ansatz, der uns dabei unterstützt, den Fokus auf das Wesentliche zu richten und das, was wir tun, mit voller Aufmerksamkeit auszuführen. Anstatt von einer Aufgabe zur nächsten zu hetzen, erfordert achtsames Zeitmanagement, sich mit Ruhe und Gelassenheit den täglichen Herausforderungen zu widmen.

Dieser Ansatz steht im Kontrast zu herkömmlichen Methoden des Zeitmanagements, bei denen es oft darum geht, möglichst viel in möglichst kurzer Zeit zu erledigen. Stattdessen fördert Achtsamkeit die Qualität über die Quantität. Es geht darum, weniger Dinge zu tun, aber diese mit vollem Bewusstsein und Konzentration.

Die Grundlagen des achtsamen Zeitmanagements

Prioritäten bewusst setzen

Eine der wichtigsten Säulen eines effektiven Zeitmanagements ist das Setzen von Prioritäten. Häufig geraten wir unter Druck, weil wir zu viele Dinge auf einmal erledigen wollen und dabei den Überblick verlieren. Achtsamkeit hilft uns dabei, zu erkennen, was wirklich wichtig ist und was uns persönlich weiterbringt.

Beispiel: Michael ist im Beruf oft überfordert, weil er versucht, alle Aufgaben gleichzeitig zu erledigen. Durch die Achtsamkeitspraxis lernt er, seine To-Do-Liste zu priorisieren. Er setzt sich morgens hin, atmet tief durch und entscheidet bewusst, welche Aufgaben er an diesem Tag erledigen möchte. Dabei fragt er sich: „Welche Aufgaben sind heute wirklich wichtig und welche können warten?" Dadurch fokussiert er sich auf das Wesentliche und hat am Ende des Tages das Gefühl, seine Zeit sinnvoll genutzt zu haben.

Im Moment leben

Oft verschwenden wir Zeit damit, uns über die Vergangenheit zu ärgern oder uns Sorgen um die Zukunft zu machen. Indem wir uns auf den gegenwärtigen Moment konzentrieren, können wir unsere Energie besser nutzen und effizienter arbeiten. Achtsamkeit lehrt uns, im Hier und Jetzt zu sein, was nicht nur den Stress reduziert, sondern auch die Produktivität steigert.

Beispiel: Lisa merkt, dass sie während der Arbeit oft von Gedanken an bevorstehende Projekte oder vergangene Fehler abgelenkt wird. Sie beschließt, jeden Tag fünf Minuten zu meditieren, bevor sie mit der Arbeit beginnt. Diese kurze Achtsamkeitspraxis hilft ihr, ihren Geist zu klären und sich voll auf die anstehende Aufgabe zu konzentrieren. Dadurch arbeitet sie konzentrierter und schafft in kürzerer Zeit mehr.

Pausen bewusst einlegen

Ein häufiges Problem im modernen Arbeitsalltag ist das Auslassen von Pausen. Viele Menschen arbeiten stundenlang ohne Unterbrechung, was zu Erschöpfung und einem Verlust der Produktivität führt. Achtsames Zeitmanagement erinnert uns daran, regelmäßige Pausen einzulegen, um den Geist zu erfrischen und den Körper zu entspannen.

Beispiel: Thomas arbeitet in einem stressigen Bürojob und bemerkt oft, dass er nach ein paar Stunden völlig erschöpft ist. Durch die Einführung

achtsamer Pausen, bei denen er bewusst den Arbeitsplatz verlässt, tief
atmet oder einen kurzen Spaziergang macht, bemerkt er, dass er nach jeder
Pause frischer und produktiver zurückkehrt. Anstatt sich durch den Tag zu
hetzen, plant er jetzt bewusste Erholungspausen ein.

Multitasking vermeiden

Multitasking wird oft als effizienter Arbeitsstil angesehen, ist aber in
Wirklichkeit kontraproduktiv. Studien zeigen, dass Menschen, die
versuchen, mehrere Dinge gleichzeitig zu erledigen, langsamer arbeiten
und mehr Fehler machen. Achtsamkeit lehrt uns, eine Aufgabe nach der
anderen zu erledigen, was zu besserer Konzentration und höherer Qualität
führt.

Beispiel: Marie, eine Studentin, hat früher während des Lernens häufig ihr
Handy benutzt, um Nachrichten zu checken oder Musik zu hören. Sie
bemerkte jedoch, dass sie am Ende des Tages das Gefühl hatte, kaum
etwas erreicht zu haben. Seit sie Achtsamkeit praktiziert, konzentriert sie
sich nur noch auf eine Sache zur Zeit. Sie legt das Handy beiseite, schaltet
Störquellen aus und widmet sich ausschließlich ihrem Studium. Dadurch
lernt sie effektiver und fühlt sich am Ende des Tages zufriedener.

Bewusst „Nein" sagen

Ein weiterer wichtiger Aspekt des achtsamen Zeitmanagements ist die
Fähigkeit, „Nein" zu sagen. Viele Menschen neigen dazu, zu viele
Verpflichtungen auf sich zu nehmen, weil sie anderen gefallen oder nichts
verpassen wollen. Dies führt jedoch zu Überforderung und Stress.
Achtsamkeit hilft uns, bewusster mit unserer Zeit umzugehen und nur
diejenigen Aufgaben und Verpflichtungen anzunehmen, die wirklich zu
uns passen.

Beispiel: Anna, eine erfolgreiche Projektmanagerin, stellte fest, dass sie oft
„Ja" zu zusätzlichen Aufgaben sagte, obwohl ihr Kalender bereits voll war.
Durch Achtsamkeitsübungen lernte sie, innezuhalten, bevor sie einer neuen
Aufgabe zustimmte, und sich zu fragen: „Ist das wirklich notwendig? Habe
ich die Kapazität dafür?" Sie lernte, klare Grenzen zu setzen, was ihre Zeit
und Energie schont.

Den Tag bewusst beginnen und beenden

Ein achtsamer Start in den Tag kann den Unterschied zwischen einem
hektischen und einem gut strukturierten Tag ausmachen. Durch eine kurze
Morgenmeditation oder eine achtsame Routine können wir unseren Geist
beruhigen und uns auf die anstehenden Aufgaben konzentrieren. Ebenso

wichtig ist es, den Tag bewusst zu beenden. Achtsames Reflektieren über das, was man erreicht hat, hilft, den Tag positiv abzuschließen und den Geist für einen erholsamen Schlaf vorzubereiten.

Beispiel: Jonas beginnt seinen Tag mit 10 Minuten stiller Meditation, in der er sich auf seinen Atem konzentriert und seine Gedanken ordnet. Bevor er abends ins Bett geht, schreibt er drei Dinge auf, für die er an diesem Tag dankbar ist. Diese achtsame Praxis hilft ihm, den Tag ruhig zu beginnen und entspannt zu beenden.

Achtsamkeit und digitale Tools
Im digitalen Zeitalter gibt es viele nützliche Tools, die uns dabei helfen können, unser Zeitmanagement achtsamer zu gestalten. Apps wie „Trello", „Todoist" oder „Forest" helfen dabei, Aufgaben zu organisieren und den Fokus zu behalten. Es ist jedoch wichtig, auch hier achtsam vorzugehen, um nicht von zu vielen digitalen Hilfsmitteln abgelenkt zu werden.

Langfristige Vorteile des achtsamen Zeitmanagements

Die langfristigen Vorteile eines achtsamen Umgangs mit der eigenen Zeit sind zahlreich. Menschen, die Achtsamkeit in ihr Zeitmanagement integrieren, berichten häufig von:

- Weniger Stress und Überforderung
- Höherer Produktivität und besserer Konzentration
- Besserer Work-Life-Balance
- Mehr Gelassenheit und innerem Frieden

Durch die achtsame Nutzung unserer Zeit verbessern wir nicht nur unsere Effizienz, sondern auch unser allgemeines Wohlbefinden.

Fazit

Achtsames Zeitmanagement ist ein kraftvolles Werkzeug, um die Herausforderungen des Alltags gelassener zu meistern. Durch das bewusste Setzen von Prioritäten, das Vermeiden von Multitasking und das Einlegen von Pausen können wir den Stress reduzieren und unsere Produktivität steigern. Achtsamkeit lehrt uns, den Moment zu schätzen und unsere Zeit sinnvoll und effizient zu nutzen, ohne uns dabei zu überfordern. Mit der richtigen Balance aus Planung, Ruhe und Achtsamkeit können wir einen gesunden und erfüllten Lebensstil führen.

8) Emotionen wahrnehmen und verstehen

Emotionen sind ein zentraler Bestandteil unseres Lebens. Sie beeinflussen, wie wir denken, handeln und mit anderen interagieren. Oft neigen wir jedoch dazu, unsere Gefühle zu ignorieren, zu unterdrücken oder falsch zu interpretieren. Dabei sind Emotionen wertvolle Botschafter unserer inneren Bedürfnisse und Wünsche. Im Rahmen eines achtsamen Lebensstils ist es wichtig, unsere Emotionen bewusst wahrzunehmen und zu verstehen, um ein gesundes emotionales Gleichgewicht zu erreichen. Dieser Text beleuchtet, wie wir durch Achtsamkeit unsere Emotionen besser wahrnehmen können und welche praktischen Ansätze uns dabei helfen.

Die Rolle der Emotionen im Alltag

Emotionen begleiten uns in jeder Lebenssituation. Von Freude und Liebe bis hin zu Angst und Wut – unser Gefühlsleben ist ständig in Bewegung. Diese Emotionen sind nicht nur Reaktionen auf äußere Umstände, sondern auch Spiegel unserer inneren Zustände. Häufig übersehen wir jedoch ihre Bedeutung und lassen uns von ihnen unbewusst leiten.

Beispiel: Anna, eine erfolgreiche Projektmanagerin, erlebt häufig Stress und Druck bei der Arbeit. Sie merkt oft nicht, wie sich ihre Frustration in ihrer Kommunikation mit den Kollegen niederschlägt. Erst wenn Konflikte entstehen, erkennt sie, dass die Emotionen in ihr brodelten, ohne dass sie ihnen Beachtung geschenkt hat.

Indem wir lernen, unsere Emotionen frühzeitig zu erkennen und zu verstehen, können wir besser auf unsere inneren Bedürfnisse reagieren und vermeiden, dass sie uns überwältigen oder auf ungesunde Weise ausgelebt werden.

Achtsamkeit und emotionale Selbstwahrnehmung

Achtsamkeit hilft uns, uns unserer Emotionen bewusst zu werden, ohne uns von ihnen überwältigen zu lassen. Dabei geht es darum, Gefühle zu beobachten, anstatt sofort auf sie zu reagieren. Der achtsame Umgang mit Emotionen erfordert, dass wir sie weder verdrängen noch unreflektiert ausleben, sondern ihnen Raum geben und sie als natürliche Reaktionen auf bestimmte Situationen akzeptieren.

Emotionen benennen und akzeptieren

Emotionen benennen

Ein erster Schritt, um Emotionen achtsam wahrzunehmen, besteht darin, sie zu benennen. Oft erleben wir Gefühle als vage und diffus, was es schwierig macht, sie zu verstehen. Durch das bewusste Benennen der Emotion – sei es Wut, Traurigkeit, Freude oder Angst – geben wir ihr eine Form und können sie klarer wahrnehmen.

Beispiel: Paul gerät häufig in stressige Situationen im Job, in denen er sich plötzlich gereizt und unruhig fühlt. Früher hätte er diese Gefühle ignoriert oder unterdrückt. Durch Achtsamkeit hat er gelernt, seine Emotionen zu benennen. Er hält kurz inne und sagt sich: „Ich bin gerade gestresst und wütend." Diese einfache Anerkennung hilft ihm, die Emotionen zu akzeptieren, anstatt sie zu verdrängen.

Das Akzeptieren von Emotionen bedeutet, sie anzuerkennen, ohne sie als „gut" oder „schlecht" zu bewerten. Jeder emotionale Zustand ist eine Reaktion auf innere oder äußere Reize, und es ist wichtig, ihn nicht zu verurteilen, sondern ihn als Teil unserer menschlichen Erfahrung zu akzeptieren.

Gefühle im Körper spüren

Emotionen sind nicht nur mentale Zustände, sondern manifestieren sich oft auch körperlich. Achtsamkeit lehrt uns, diese körperlichen Empfindungen wahrzunehmen und zu erkennen, wie eng Emotionen und körperliches Wohlbefinden miteinander verbunden sind. Häufig spüren wir zum Beispiel eine Anspannung in den Schultern, wenn wir gestresst sind, oder einen Kloß im Hals, wenn wir traurig sind.

Beispiel: Lisa, die sich nach einer persönlichen Enttäuschung niedergeschlagen fühlt, bemerkt, dass ihr Herz schneller schlägt und ihre Schultern angespannt sind. Anstatt diese körperlichen Empfindungen zu ignorieren, fokussiert sie sich auf ihren Atem und spürt bewusst in ihren Körper hinein. Dadurch lernt sie, den körperlichen Ausdruck ihrer Emotionen besser zu verstehen und achtsam darauf zu reagieren.

Indem wir unseren Körper bewusst wahrnehmen, können wir unsere emotionale Verfassung besser deuten und gezielt darauf eingehen. Dies verhindert, dass sich negative Emotionen im Körper anstauen und uns langfristig schaden.

Den emotionalen Impuls beobachten

Emotionen gehen oft mit einem starken Impuls einher, sofort zu handeln – sei es durch scharfe Worte im Streit oder durch impulsive Entscheidungen in stressigen Momenten. Achtsamkeit hilft uns, diese Impulse zu erkennen, ohne sofort darauf zu reagieren. Durch eine kurze Pause zwischen dem Gefühl und der Handlung gewinnen wir die Freiheit, bewusst und angemessen zu handeln, anstatt uns von der Emotion treiben zu lassen.

Beispiel: Michael, der oft wütend auf unpünktliche Kollegen reagiert, bemerkt beim nächsten Mal bewusst den Impuls, etwas Scharfes zu sagen. Er atmet tief durch und entscheidet sich, ruhig zu bleiben. Anstatt impulsiv zu handeln, erklärt er seinen Unmut auf sachliche Weise. Diese achtsame Reaktion bewahrt ihn vor einem unnötigen Konflikt und stärkt seine Beziehungen im Team.

Die bewusste Entscheidung, einen Moment innezuhalten, ermöglicht es uns, eine Situation klarer zu sehen und auf eine Weise zu reagieren, die uns und den anderen Beteiligten langfristig mehr dient.

Praktische Übungen zur achtsamen Wahrnehmung von Emotionen

Die 10-Atemzüge-Methode

Wenn eine intensive Emotion auftritt, kann es hilfreich sein, sich zunächst auf den Atem zu konzentrieren. Eine einfache Technik ist die 10-Atemzüge-Methode: Nimm dir einen Moment Zeit und atme zehnmal tief und bewusst ein und aus. Während du atmest, beobachte, wie sich deine Emotion verändert, ohne sie zu bewerten oder wegzudrängen.
Diese Übung hilft, den Moment zu entschleunigen und Abstand zu gewinnen, bevor man auf eine emotionale Situation reagiert.

Emotionstagebuch führen

Eine weitere hilfreiche Methode, um Emotionen besser zu verstehen, ist das Führen eines Emotionstagebuchs. Notiere täglich, welche Gefühle du erlebt hast, in welchen Situationen sie auftraten und wie du darauf reagiert hast. Mit der Zeit wirst du Muster erkennen, die dir helfen, deine emotionalen Auslöser besser zu verstehen und achtsamer auf sie zu reagieren.

Gefühle als Gäste betrachten

Eine beliebte Achtsamkeitsübung ist es, Emotionen als Gäste zu betrachten, die kommen und gehen. Diese Technik hilft uns, uns nicht zu sehr mit unseren Gefühlen zu identifizieren. Indem wir unsere Emotionen als vorübergehende Besucher sehen, verhindern wir, dass sie uns überwältigen oder wir uns dauerhaft in ihnen verfangen.

Emotionen als Wegweiser für inneres Wachstum

Emotionen sind ein wichtiger Indikator für unser inneres Wohlbefinden. Sie zeigen uns, was uns wichtig ist, welche Bedürfnisse unerfüllt sind und wo wir Veränderungen anstreben sollten. Durch die achtsame Wahrnehmung unserer Emotionen können wir uns selbst besser verstehen und unser emotionales Gleichgewicht stärken.

Beispiel: Laura, die sich oft einsam fühlte, hat durch die achtsame Reflexion ihrer Gefühle erkannt, dass ihr Bedürfnis nach tieferen sozialen Verbindungen bisher vernachlässigt wurde. Sie beginnt, bewusst mehr Zeit mit Freunden zu verbringen und neue Beziehungen aufzubauen, was ihre emotionale Balance deutlich verbessert.

Fazit

Emotionen wahrzunehmen und achtsam mit ihnen umzugehen, ist ein wichtiger Bestandteil eines achtsamen Lebens. Indem wir unsere Gefühle bewusst benennen, körperliche Reaktionen erkennen und uns eine Pause gönnen, bevor wir handeln, gewinnen wir eine größere emotionale Klarheit und Gelassenheit. Emotionen sind keine Hindernisse, sondern wertvolle Hinweise auf unsere inneren Bedürfnisse. Achtsamkeit hilft uns, diese Signale zu verstehen und unser Leben bewusster, erfüllter und harmonischer zu gestalten.

9) Achtsam leben: Beziehungen pflegen mit Achtsamkeit

Unsere Beziehungen zu anderen Menschen sind einer der wertvollsten Aspekte des Lebens. Sie beeinflussen unser Wohlbefinden, unsere Zufriedenheit und unseren emotionalen Zustand. In einer Welt, die oft von Hektik und Ablenkungen geprägt ist, kann es jedoch leicht passieren, dass wir den Kontakt zu unseren Mitmenschen vernachlässigen. Achtsamkeit kann uns helfen, unsere Beziehungen bewusster zu pflegen, indem wir präsent sind, besser zuhören und authentischer miteinander kommunizieren. Dieser Text zeigt, wie achtsames Leben unsere zwischenmenschlichen Verbindungen stärken und vertiefen kann.

Die Bedeutung von Achtsamkeit in Beziehungen

Achtsamkeit ist die Fähigkeit, im gegenwärtigen Moment zu sein, ohne zu urteilen. Sie hilft uns, uns selbst und andere besser wahrzunehmen, und ermöglicht es uns, die Qualität unserer Interaktionen zu verbessern. In Beziehungen bedeutet Achtsamkeit, dass wir uns auf unser Gegenüber konzentrieren, ohne uns durch Gedanken, Emotionen oder äußere Ablenkungen leiten zu lassen. Es bedeutet auch, Empathie und Mitgefühl zu entwickeln und die Perspektive des anderen zu verstehen, anstatt nur auf unsere eigenen Bedürfnisse fokussiert zu sein.

Bewusstes Zuhören

Eine der einfachsten, aber kraftvollsten Möglichkeiten, Achtsamkeit in Beziehungen zu praktizieren, ist das bewusste Zuhören. Oft hören wir anderen nur halbherzig zu, während unsere Gedanken bereits um andere Themen kreisen oder wir schon überlegen, was wir als Nächstes sagen wollen. Achtsames Zuhören bedeutet, dem Gesprächspartner unsere volle Aufmerksamkeit zu schenken, ohne ihn zu unterbrechen oder abzulenken.

Beispiel: Marie hat bemerkt, dass sie oft abgelenkt ist, wenn ihr Partner über seinen Arbeitstag spricht. Sie hört nur mit halbem Ohr zu und beschäftigt sich nebenbei mit ihrem Smartphone. Durch ihre Achtsamkeitspraxis hat sie begonnen, diese Momente bewusster zu gestalten. Jetzt legt sie das Handy beiseite, sieht ihrem Partner in die Augen und konzentriert sich vollständig auf das Gespräch. Dies hat ihre Beziehung gestärkt und zu tieferen, bedeutungsvolleren Gesprächen geführt.

Indem wir achtsam zuhören, zeigen wir unserem Gegenüber, dass wir ihn wertschätzen und respektieren. Dies schafft Vertrauen und stärkt die emotionale Bindung.

Empathie und Mitgefühl kultivieren

Achtsamkeit hilft uns, nicht nur unsere eigenen Gefühle wahrzunehmen, sondern auch die Emotionen und Bedürfnisse anderer Menschen besser zu verstehen. Wenn wir uns in die Lage unseres Gegenübers hineinversetzen, entwickeln wir Mitgefühl und Empathie – wesentliche Zutaten für eine gesunde und starke Beziehung.

Beispiel: Tobias und seine Freundin Lara geraten oft in Streit, wenn sie gestresst sind. Anstatt sofort zu reagieren und den Konflikt zu eskalieren, hat Tobias gelernt, einen Moment innezuhalten und sich zu fragen, wie sich Lara gerade fühlt. Indem er sich auf ihre Perspektive einlässt, bemerkt er, dass sie sich manchmal überfordert fühlt und einfach Trost sucht. Anstatt zu streiten, bietet er ihr Unterstützung an, was zu einer liebevolleren und verständnisvolleren Beziehung führt.

Empathie ermöglicht es uns, die Gefühle unseres Gegenübers zu erkennen und angemessen darauf zu reagieren. Dies führt zu einem tieferen Verständnis füreinander und stärkt das emotionale Band in der Beziehung.

Bewusste Kommunikation

Eine weitere wichtige Komponente achtsamer Beziehungen ist die bewusste und klare Kommunikation. Oft entstehen Missverständnisse und Konflikte, weil wir unsere Gedanken und Gefühle nicht klar ausdrücken. Achtsamkeit hilft uns, unsere Worte mit Bedacht zu wählen und uns authentisch auszudrücken, ohne den anderen zu verletzen.

Beispiel: Sarah hat bemerkt, dass sie sich oft von ihrem Partner unverstanden fühlt, weil sie in hitzigen Momenten Dinge sagt, die sie nicht so meint. Durch ihre Achtsamkeitspraxis hat sie gelernt, in solchen Momenten tief durchzuatmen und ihre Worte bewusster zu wählen. Jetzt spricht sie offen über ihre Bedürfnisse und Gefühle, ohne dem anderen die Schuld zuzuschieben. Dies hat die Qualität ihrer Kommunikation erheblich verbessert.

Bewusste Kommunikation bedeutet auch, offen für das Feedback des anderen zu sein und nicht defensiv zu reagieren. Dadurch entsteht ein Raum für ehrlichen und respektvollen Austausch.

Zeit bewusst miteinander verbringen

In einer Welt voller Ablenkungen kann es leicht passieren, dass wir Zeit miteinander verbringen, ohne wirklich präsent zu sein. Achtsamkeit lehrt uns, bewusster mit der Zeit umzugehen, die wir mit unseren Liebsten verbringen, und uns voll und ganz auf sie zu konzentrieren. Dies schafft bedeutungsvollere Momente und stärkt die emotionale Verbindung.

Beispiel: Felix und seine Frau Julia haben bemerkt, dass sie oft zusammen auf dem Sofa sitzen, aber beide in ihre Smartphones vertieft sind. Sie haben sich bewusst dafür entschieden, jeden Abend eine Stunde ohne elektronische Geräte zu verbringen und stattdessen zu reden, zu lachen oder gemeinsam etwas zu unternehmen. Diese einfache Veränderung hat ihre Beziehung vertieft und ihnen geholfen, ihre gemeinsame Zeit mehr zu genießen.

Achtsame Zeit bedeutet nicht, dass man ständig etwas „Besonderes" tun muss, sondern dass man den Moment bewusst erlebt, ohne sich ablenken zu lassen.

Vergebung und Loslassen

Keine Beziehung ist frei von Konflikten oder Missverständnissen. Es ist jedoch wichtig, dass wir lernen, diese Konflikte achtsam zu betrachten und loszulassen, anstatt sie zu lange mit uns herumzutragen. Vergebung ist ein wesentlicher Bestandteil achtsamer Beziehungen. Sie erlaubt es uns, vergangene Verletzungen zu heilen und offen für neue Erfahrungen zu sein.

Beispiel: Anna hat sich oft an kleinen Streitereien mit ihrem Partner festgeklammert und ihm diese nachtragend vorgehalten. Durch Achtsamkeit hat sie gelernt, diese negativen Emotionen zu erkennen und bewusst loszulassen. Sie praktiziert nun Vergebung und spürt, wie sich dies positiv auf ihre Beziehung auswirkt, da alte Konflikte nicht mehr die Gegenwart belasten.

Achtsamkeit hilft uns, im gegenwärtigen Moment zu leben und nicht an alten Groll oder Enttäuschungen festzuhalten. Dadurch wird der Weg für ein harmonischeres Miteinander geebnet.

Die Beziehung zu sich selbst pflegen

Eine der wichtigsten Beziehungen, die wir haben, ist die zu uns selbst. Nur wenn wir uns selbst mit Achtsamkeit und Mitgefühl begegnen, können wir dies auch auf andere Menschen übertragen. Selbstfürsorge und Achtsamkeit für die eigenen Bedürfnisse schaffen die Grundlage für gesunde Beziehungen zu anderen.

Beispiel: Tom fühlte sich oft ausgelaugt und emotional überfordert, was sich negativ auf seine Freundschaften auswirkte. Er hat gelernt, sich regelmäßig Zeit für sich selbst zu nehmen, um zu meditieren und sich zu entspannen. Diese Selbstfürsorge gibt ihm die innere Ruhe und Ausgeglichenheit, die er braucht, um auch für seine Freunde und Familie präsent zu sein.

Indem wir auf unsere eigenen Bedürfnisse achten, sorgen wir dafür, dass wir auch in der Lage sind, liebevolle und achtsame Beziehungen zu pflegen.

Fazit

Achtsamkeit kann einen erheblichen Einfluss auf die Qualität unserer Beziehungen haben. Durch bewusstes Zuhören, klare Kommunikation, Empathie und Mitgefühl können wir tiefere Verbindungen zu unseren Mitmenschen aufbauen. Achtsamkeit lehrt uns auch, loszulassen, zu vergeben und uns auf den gegenwärtigen Moment zu konzentrieren. Indem wir unsere Beziehungen achtsam pflegen, schaffen wir eine Grundlage für Vertrauen, Nähe und gegenseitige Wertschätzung. Die Kunst, achtsam zu leben, stärkt nicht nur unsere Verbindung zu uns selbst, sondern auch zu den Menschen, die uns am Herzen liegen.

10) Selbstmitgefühl als Schlüssel zu innerer Ruhe

Selbstmitgefühl ist ein entscheidender Bestandteil eines achtsamen Lebens.
Es bedeutet, sich selbst mit derselben Freundlichkeit, Fürsorge und
Vergebung zu begegnen, die man auch einem guten Freund schenken
würde. In einer Gesellschaft, die oft Perfektionismus und ständige
Selbstoptimierung verlangt, fällt es vielen Menschen schwer, freundlich zu
sich selbst zu sein – besonders in Momenten des Scheiterns oder der
Schwäche. Doch genau dann ist Selbstmitgefühl am notwendigsten. Es
hilft uns, mit schwierigen Emotionen umzugehen, Stress abzubauen und
eine tiefere Verbindung zu unserem inneren Selbst zu finden.

In diesem Text erkunden wir die Bedeutung von Selbstmitgefühl, seine
Wirkung auf unser Leben und wie wir es durch Achtsamkeit stärken
können.

Was ist Selbstmitgefühl?

Selbstmitgefühl lässt sich als die Fähigkeit beschreiben, sich selbst in schwierigen Momenten mit Freundlichkeit und Verständnis zu begegnen, anstatt sich selbst zu verurteilen. Kristin Neff, eine Pionierin auf dem Gebiet des Selbstmitgefühls, hat drei zentrale Aspekte identifiziert:

Selbstfreundlichkeit statt Selbstkritik

Sich selbst mit Wärme und Verständnis zu begegnen, anstatt sich für Fehler oder Unzulänglichkeiten zu verurteilen.

Gemeinsame Menschlichkeit statt Isolation

Das Bewusstsein, dass jeder Mensch Schwierigkeiten durchlebt und dass Leiden und Misserfolg Teil des Menschseins sind.

Achtsamkeit statt Überidentifikation

Die Fähigkeit, negative Gedanken und Emotionen zu erkennen, ohne sich in ihnen zu verlieren oder sie zu unterdrücken.

Warum ist Selbstmitgefühl wichtig?

Selbstmitgefühl ist nicht nur eine Quelle innerer Stärke, sondern auch eine gesunde Grundlage für unser psychisches Wohlbefinden. Menschen, die selbstmitfühlend sind, neigen dazu, resilienter gegenüber Stress, Angst und Depression zu sein. Sie sind besser in der Lage, schwierige Lebensumstände zu bewältigen, da sie sich selbst mit Geduld und Verständnis unterstützen, anstatt sich durch Selbstkritik zu schwächen.

Beispiel: Julia ist eine erfolgreiche Managerin, aber sie neigt dazu, sich selbst stark unter Druck zu setzen. Wenn ein Projekt nicht wie geplant läuft, kritisiert sie sich scharf und fühlt sich oft niedergeschlagen. Durch ihre Achtsamkeitspraxis hat sie jedoch gelernt, ihre Selbstkritik zu erkennen und bewusst durch Selbstmitgefühl zu ersetzen. Wenn sie jetzt auf ein Hindernis stößt, sagt sie sich: „Es ist in Ordnung, dass nicht alles perfekt ist. Ich gebe mein Bestes, und das zählt." Diese neue innere Haltung hat ihr geholfen, gelassener und zufriedener mit sich selbst zu sein.

Selbstmitgefühl vs. Selbstmitleid

Ein häufiger Irrtum ist, Selbstmitgefühl mit Selbstmitleid zu verwechseln.
Während Selbstmitleid das Gefühl ist, in seinen Problemen zu versinken
und sich als Opfer der Umstände zu sehen, geht es beim Selbstmitgefühl
darum, diese Probleme mit Klarheit und Akzeptanz anzunehmen. Es geht
darum, sich selbst Trost zu spenden, ohne sich von negativen Emotionen
überwältigen zu lassen. Selbstmitgefühl stärkt die Fähigkeit, schwierige
Situationen zu bewältigen, während Selbstmitleid oft dazu führt, dass wir
uns in unseren Problemen verlieren.

Wie man Selbstmitgefühl entwickelt: Praktische Ansätze

Achtsame Selbstwahrnehmung

Der erste Schritt zu mehr Selbstmitgefühl ist das Erkennen und
Akzeptieren unserer eigenen Gefühle, insbesondere in schwierigen
Momenten. Dies erfordert Achtsamkeit – die Fähigkeit, im gegenwärtigen
Moment präsent zu sein und unsere Emotionen ohne Urteil zu beobachten.

Beispiel: Max, ein Student, der Schwierigkeiten in der Vorbereitung auf
seine Prüfungen hat, bemerkt, dass er oft ängstlich und frustriert wird.
Anstatt diese Emotionen zu ignorieren oder sich dafür zu kritisieren,
erlaubt er sich, sie zu fühlen und sagt sich: „Ich fühle mich gestresst, und
das ist in Ordnung. Jeder fühlt sich manchmal so." Durch diese achtsame
Selbstwahrnehmung wird er ruhiger und kann sich besser auf das Lernen
konzentrieren.

Die Praxis der Achtsamkeit hilft uns, unsere Gedanken und Gefühle so zu
akzeptieren, wie sie sind, ohne uns von ihnen überwältigen zu lassen oder
in Selbstkritik zu verfallen.

Freundlich zu sich selbst sprechen

Viele von uns neigen dazu, sich selbst auf eine Weise zu kritisieren, die wir
niemals bei anderen anwenden würden. Ein wichtiger Schritt, um
Selbstmitgefühl zu kultivieren, besteht darin, die Art und Weise zu
verändern, wie wir mit uns selbst sprechen. Anstatt sich selbst hart zu
verurteilen, sollten wir lernen, uns selbst wie einem guten Freund zu
begegnen – mit Freundlichkeit, Geduld und Verständnis.

Beispiel: Sarah hat einen Fehler bei der Arbeit gemacht, der sie sehr
belastet. Früher hätte sie sich wahrscheinlich gesagt: „Wie konntest du nur
so dumm sein?" Jetzt, durch ihre Achtsamkeitspraxis, spricht sie
freundlicher mit sich selbst: „Es ist okay, einen Fehler zu machen. Jeder
macht Fehler. Was kann ich daraus lernen?" Diese einfache Veränderung
in ihrer inneren Stimme gibt ihr mehr Zuversicht und Selbstwertgefühl.

Gemeinsame Menschlichkeit erkennen

Ein weiterer wichtiger Aspekt von Selbstmitgefühl ist das Bewusstsein,
dass niemand perfekt ist und dass Leiden und Fehler Teil des Menschseins
sind. Dieses Wissen hilft uns, uns nicht isoliert oder allein in unseren
Herausforderungen zu fühlen.

Beispiel: Thomas hat das Gefühl, dass er als Vater nicht immer alles richtig macht und fühlt sich oft unzulänglich. Durch die Praxis des Selbstmitgefühls erinnert er sich jedoch daran, dass alle Eltern ihre Herausforderungen haben und dass es in Ordnung ist, Fehler zu machen. Diese Erkenntnis nimmt ihm den Druck, immer perfekt sein zu müssen, und erlaubt ihm, die Freude am Vatersein mehr zu genießen.

Indem wir uns daran erinnern, dass auch andere Menschen Schwierigkeiten durchleben, fällt es uns leichter, uns selbst mit Freundlichkeit und Akzeptanz zu begegnen.

Selbstfürsorge als Teil von Selbstmitgefühl
Selbstmitgefühl bedeutet auch, gut für sich selbst zu sorgen. Dies umfasst sowohl körperliche als auch emotionale Selbstfürsorge. Es ist wichtig, sich Zeit für Aktivitäten zu nehmen, die uns nähren und unser Wohlbefinden fördern.

Beispiel: Anna, eine vielbeschäftigte Mutter und Vollzeitangestellte, hat oft das Gefühl, keine Zeit für sich selbst zu haben. Durch die Praxis des Selbstmitgefühls hat sie jedoch erkannt, wie wichtig es ist, sich selbst Pausen zu gönnen. Sie nimmt sich jetzt jeden Tag 15 Minuten Zeit für eine Meditationsübung oder einen Spaziergang, um ihre Batterien wieder aufzuladen. Diese Selbstfürsorge hat ihr geholfen, stressiger und gelassener durch den Tag zu gehen.

Selbstfürsorge ist keine egoistische Handlung, sondern ein wesentlicher Bestandteil des Selbstmitgefühls. Sie gibt uns die Kraft, für uns selbst und andere da zu sein.

Herausforderungen bei der Entwicklung von Selbstmitgefühl

Viele Menschen finden es anfangs schwierig, Selbstmitgefühl zu praktizieren, besonders wenn sie gewohnt sind, hart zu sich selbst zu sein. Negative Glaubenssätze wie „Selbstmitgefühl ist schwach" oder „Ich verdiene kein Mitgefühl" können im Weg stehen. Es ist wichtig, sich daran zu erinnern, dass Selbstmitgefühl ein Muskel ist, der mit der Zeit gestärkt werden kann. Durch regelmäßige Achtsamkeitspraxis und den bewussten Umgang mit sich selbst wird es immer leichter, freundlich und mitfühlend zu sich zu sein.

Fazit

Selbstmitgefühl ist ein kraftvolles Werkzeug, das uns hilft, mit uns selbst liebevoller und achtsamer umzugehen. Es lehrt uns, unsere eigenen Schwächen und Fehler zu akzeptieren und uns in schwierigen Momenten Trost und Unterstützung zu geben. Indem wir lernen, uns selbst so zu behandeln, wie wir einen guten Freund behandeln würden, entwickeln wir innere Stärke und Resilienz. Ein achtsames Leben, das auf Selbstmitgefühl basiert, ermöglicht es uns, mit den Herausforderungen des Lebens ruhiger und gelassener umzugehen – und gleichzeitig zu wachsen und zu gedeihen.

11) Die transformative Kraft der Dankbarkeit

Dankbarkeit ist eine kraftvolle Praxis, die in einem achtsamen Leben eine zentrale Rolle spielt. Sie fördert nicht nur unser allgemeines Wohlbefinden, sondern vertieft auch unser Bewusstsein für die positiven Aspekte unseres Lebens. Oft nehmen wir die schönen Dinge um uns herum als selbstverständlich hin – von alltäglichen Begegnungen bis hin zu den großen Errungenschaften in unserem Leben. Durch Dankbarkeit lernen wir, den gegenwärtigen Moment und die kleinen Wunder des Alltags bewusst zu schätzen. In diesem Text erkunden wir die Bedeutung von Dankbarkeit im Rahmen eines achtsamen Lebens und zeigen, wie diese Praxis unser Leben auf vielfältige Weise bereichern kann.

Was bedeutet Dankbarkeit?

Dankbarkeit ist mehr als nur ein höfliches „Danke" nach einer freundlichen
Geste. Sie ist eine innere Haltung des Bewusstseins und der Anerkennung
für die Dinge, die uns im Leben geschenkt werden. Diese Haltung schärft
unseren Blick für das, was bereits in unserem Leben vorhanden ist, anstatt
uns auf das zu fokussieren, was fehlt. Es geht darum, die Fülle des
Augenblicks wahrzunehmen und zu schätzen, unabhängig von äußeren
Umständen.

Dankbarkeit kann sich auf alles beziehen – auf die Natur, auf Menschen,
auf Erfahrungen oder sogar auf Herausforderungen, die uns wachsen
lassen. Besonders in Zeiten von Stress und Schwierigkeiten kann die
bewusste Entscheidung, Dankbarkeit zu praktizieren, helfen, eine
positivere Einstellung zu entwickeln.

Dankbarkeit im Alltag: Kleine Veränderungen, große Wirkung

Ein achtsames Leben erfordert, dass wir im gegenwärtigen Moment präsent sind und uns auf das konzentrieren, was gerade ist. Dankbarkeit fügt dieser Praxis eine zusätzliche Ebene hinzu, indem sie uns ermutigt, das Gute im Hier und Jetzt zu erkennen. Ein einfaches Beispiel dafür ist der Morgenkaffee. Anstatt ihn gedankenlos zu trinken, kann man sich bewusst auf das Aroma, die Wärme der Tasse und den Geschmack konzentrieren und Dankbarkeit dafür empfinden, diesen Moment genießen zu können. Solche kleinen Momente der Achtsamkeit und Dankbarkeit können die Qualität unseres Alltags erheblich steigern.

Beispiel: Laura hatte oft das Gefühl, dass sie von den vielen Anforderungen ihres Tages überfordert ist. Durch das Führen eines Dankbarkeitstagebuchs – in dem sie jeden Abend drei Dinge notiert, für die sie dankbar ist – hat sich ihr Fokus verändert. Anstatt sich ständig über unerledigte Aufgaben Gedanken zu machen, beginnt sie nun, die schönen Momente des Tages zu schätzen. Dies könnte die Hilfe eines freundlichen Kollegen, ein sonniger Nachmittag oder einfach ein gutes Mittagessen sein. Diese einfache Praxis hat Laura geholfen, ihr Wohlbefinden und ihre Zufriedenheit erheblich zu steigern.

Die wissenschaftlichen Vorteile von Dankbarkeit

Studien haben gezeigt, dass Dankbarkeit tiefgreifende positive Auswirkungen auf die psychische und physische Gesundheit haben kann. Menschen, die regelmäßig Dankbarkeit praktizieren, berichten von höherer Lebenszufriedenheit, mehr positiven Emotionen und einem gesteigerten Selbstwertgefühl. Außerdem kann Dankbarkeit Stress reduzieren, das Immunsystem stärken und sogar den Schlaf verbessern. Eine bekannte Studie von Robert Emmons, einem führenden Forscher auf dem Gebiet der Dankbarkeit, zeigte, dass Menschen, die ihre Dankbarkeit regelmäßig ausdrücken, optimistischer und glücklicher sind.

Beispiel: Nach einem schweren Autounfall fiel es Max schwer, positiv zu bleiben. Er musste mehrere Monate im Krankenhaus verbringen und war frustriert über seine langsame Genesung. Ein Freund empfahl ihm, täglich fünf Dinge aufzuschreiben, für die er dankbar ist. Obwohl es am Anfang schwer fiel, begann Max nach und nach, selbst kleine Fortschritte als Erfolg zu betrachten – sei es, dass er ohne Hilfe aufstehen konnte oder die Sonne an diesem Tag schien. Diese Dankbarkeitspraxis half ihm, mit mehr Zuversicht und Hoffnung auf seine Genesung zu blicken.

Dankbarkeit gegenüber anderen ausdrücken

Dankbarkeit zu empfinden ist nur ein Teil der Praxis. Ein weiterer wichtiger Aspekt ist, sie auch auszudrücken. Wenn wir anderen Menschen für ihre Freundlichkeit oder Unterstützung danken, stärkt das nicht nur unsere zwischenmenschlichen Beziehungen, sondern vertieft auch unsere eigene Wertschätzung. Dankbarkeit schafft eine Verbindung, die auf gegenseitigem Respekt und Anerkennung beruht.

Beispiel: Anna entschied sich, ihrer besten Freundin einmal bewusst zu danken, dass sie immer für sie da ist. Sie schrieb ihr einen handgeschriebenen Brief, in dem sie ihre Dankbarkeit ausdrückte. Die Freundin war zutiefst gerührt, und die Beziehung zwischen den beiden wurde durch diese Geste noch enger. Der Prozess, Dankbarkeit zu zeigen, brachte auch Anna selbst viel Freude und ein Gefühl tiefer Zufriedenheit.

Es muss nicht immer ein großer Akt sein – auch ein einfaches „Danke" im Alltag, sei es beim Kollegen oder dem Kassierer im Supermarkt, kann sowohl dem Empfänger als auch uns selbst das Gefühl geben, wertgeschätzt zu werden.

Dankbarkeit in schwierigen Zeiten

Es mag paradox erscheinen, aber gerade in schwierigen Zeiten kann
Dankbarkeit eine transformative Kraft haben. Sie hilft uns, trotz
Herausforderungen oder Krisen das Gute zu sehen und uns daran zu
erinnern, dass wir immer noch positive Elemente in unserem Leben haben.
Das bedeutet nicht, dass wir negative Gefühle unterdrücken oder
ignorieren sollten, sondern dass wir ihnen eine breitere Perspektive
hinzufügen können.

Beispiel: Lena verlor in kurzer Zeit ihren Job und durchlebte eine Phase
der Unsicherheit und Angst. Durch ihre Achtsamkeitspraxis begann sie,
Dankbarkeit für die kleinen Dinge in ihrem Leben zu empfinden, die sie oft
übersehen hatte. Sie war dankbar für die Unterstützung ihrer Familie, für
ihre Gesundheit und für die Zeit, die sie nun hatte, um über ihre nächsten
Schritte nachzudenken. Diese Dankbarkeit half ihr, mit mehr Zuversicht
und innerer Stärke aus dieser schwierigen Phase herauszukommen.

Dankbarkeit bedeutet in schwierigen Zeiten nicht, dass wir die
Herausforderungen ignorieren. Vielmehr hilft sie uns, ein Gleichgewicht
zu finden und uns daran zu erinnern, dass auch inmitten von Schmerz und
Verlust noch Gründe zur Dankbarkeit existieren.

Die Praxis der Dankbarkeit integrieren

Dankbarkeit ist eine Haltung, die sich mit der Zeit entwickeln lässt. Es gibt viele einfache Wege, Dankbarkeit in den Alltag zu integrieren:

Dankbarkeitstagebuch
Schreiben Sie jeden Tag drei bis fünf Dinge auf, für die Sie dankbar sind. Dies schärft Ihren Blick für das Positive und stärkt langfristig Ihr Wohlbefinden.

Dankbarkeitsmeditation
Nehmen Sie sich einige Minuten Zeit, um sich auf Dinge zu konzentrieren, für die Sie dankbar sind. Dies kann eine ruhige, tiefgehende Praxis sein, die das Herz öffnet.

Dankesbriefe
Schreiben Sie einem Menschen, der Ihnen wichtig ist, einen Brief, in dem Sie ihm oder ihr für eine bestimmte Sache danken. Auch wenn Sie den Brief nicht abschicken, hilft das Schreiben Ihnen, Ihre Dankbarkeit bewusster wahrzunehmen.

Fazit
Dankbarkeit ist ein kraftvolles Werkzeug, das unser Leben auf vielfältige Weise bereichern kann. Sie fördert unser Wohlbefinden, stärkt unsere Beziehungen und hilft uns, selbst in schwierigen Zeiten eine positive Einstellung zu bewahren. Indem wir achtsam leben und Dankbarkeit bewusst in unseren Alltag integrieren, können wir die Fülle des Lebens tiefer erfahren und eine innere Zufriedenheit entwickeln, die von äußeren Umständen unabhängig ist. Egal, ob es sich um große Ereignisse oder kleine alltägliche Momente handelt – Dankbarkeit öffnet uns die Augen für das Wunder des Lebens im Hier und Jetzt.

12) Die Bedeutung eines Digital Detox

In unserer modernen Welt sind digitale Technologien allgegenwärtig. Smartphones, Computer, Tablets und soziale Medien sind zu unverzichtbaren Werkzeugen geworden, die uns vernetzen, informieren und unterhalten. Doch während sie zweifellos viele Vorteile bieten, können diese Geräte auch zu Stress, Überforderung und einer ständigen Ablenkung vom gegenwärtigen Moment führen. Ein „Digital Detox" – also eine bewusste Auszeit von digitalen Geräten – ist eine wirksame Methode, um wieder mehr Achtsamkeit in den Alltag zu integrieren, sich zu erholen und das Gleichgewicht zwischen Online- und Offline-Leben wiederherzustellen.

Was ist ein Digital Detox?

Ein Digital Detox bedeutet, für eine bestimmte Zeit bewusst auf den Gebrauch von digitalen Geräten zu verzichten oder diesen deutlich zu reduzieren. Ziel ist es, Abstand von den Reizen und Ablenkungen der digitalen Welt zu gewinnen und wieder mehr Achtsamkeit und Präsenz im echten Leben zu erfahren. Es geht nicht darum, die Technologie generell abzulehnen, sondern einen bewussteren und ausgewogeneren Umgang damit zu entwickeln. Für manche Menschen kann ein Digital Detox einen Tag ohne Smartphone bedeuten, für andere vielleicht eine Woche ohne soziale Medien.

Warum ist ein Digital Detox wichtig?

Die ständige Nutzung von digitalen Geräten kann verschiedene negative
Auswirkungen haben. Zum einen fördert sie eine fragmentierte
Aufmerksamkeit. Studien zeigen, dass häufige Unterbrechungen,
beispielsweise durch Benachrichtigungen auf dem Smartphone, unsere
Konzentrationsfähigkeit beeinträchtigen und den Stresspegel erhöhen
können. Zudem wird die Schlafqualität oft durch abendliche Bildschirme
verschlechtert, da das blaue Licht der Geräte die Produktion des
Schlafhormons Melatonin hemmt.

Beispiel: Sarah ist eine erfolgreiche Marketingleiterin und verbringt täglich
viele Stunden vor dem Computer und auf sozialen Medien. Mit der Zeit
bemerkte sie, dass sie sich zunehmend gestresst fühlte und Schwierigkeiten
hatte, abzuschalten, selbst nach Feierabend. Durch den bewussten Verzicht
auf das Handy in den Abendstunden und regelmäßige „Offline-Zeit" am
Wochenende fand sie zurück zu einem ruhigeren, gelasseneren Zustand.
Ihr Fokus und ihre Produktivität verbesserten sich deutlich.

Die Auswirkungen von übermäßigem Medienkonsum

Es gibt zahlreiche Studien, die auf die negativen Auswirkungen von exzessivem Medienkonsum hinweisen. Neben Konzentrationsstörungen und schlechter Schlafqualität kann ein übermäßiger Gebrauch digitaler Geräte auch zu einem Gefühl der sozialen Isolation führen, trotz der scheinbaren ständigen Vernetzung. Soziale Medien vermitteln oft eine verzerrte Sicht auf das Leben anderer, was zu Vergleichen und damit verbundenen negativen Emotionen wie Neid, Unzufriedenheit oder einem verminderten Selbstwertgefühl führen kann.

Ein weiterer Aspekt ist die sogenannte FOMO (Fear of Missing Out), die Angst, etwas zu verpassen, wenn man nicht ständig online ist. Diese Angst hält viele Menschen in einem ständigen digitalen Teufelskreis, der oft zu erhöhtem Stress führt.

Digital Detox als Weg zu mehr Achtsamkeit

Ein Digital Detox bietet die Möglichkeit, den Geist zu entschleunigen und sich wieder auf das Wesentliche zu konzentrieren. In Zeiten des ständigen Online-Seins fällt es vielen Menschen schwer, im gegenwärtigen Moment präsent zu bleiben. Doch Achtsamkeit – die bewusste Aufmerksamkeit für den Moment – ist ein zentraler Bestandteil eines ausgeglichenen und zufriedenen Lebens.

Durch eine bewusste Auszeit von digitalen Geräten schaffen wir Raum für echte, unvermittelte Erlebnisse und Begegnungen. Wir haben wieder die Möglichkeit, uns auf unsere Umgebung, unsere Beziehungen und uns selbst zu konzentrieren.

Beispiel: Mark und seine Familie führten einen „bildschirmfreien Sonntag" ein. Jeden Sonntag lassen sie ihre Handys, Tablets und Laptops ausgeschaltet und verbringen die Zeit gemeinsam – beim Wandern, Lesen oder Spielen. Diese simple Maßnahme hat nicht nur die Bindung innerhalb der Familie gestärkt, sondern auch die Achtsamkeit aller Familienmitglieder im Umgang miteinander erhöht.

Schritte für einen erfolgreichen Digital Detox

Ein Digital Detox muss nicht radikal sein. Es geht darum, kleine Veränderungen vorzunehmen, die langfristig zu einer besseren Balance zwischen Online- und Offline-Leben führen. Hier sind einige praktische Ansätze, um einen Digital Detox erfolgreich zu gestalten:

Definieren Sie klare Zeiten für digitale Pausen
Beginnen Sie mit festgelegten Zeiten, in denen Sie Ihre digitalen Geräte ausschalten oder bewusst nicht benutzen. Dies könnte zum Beispiel bedeuten, morgens die erste Stunde des Tages ohne Handy zu verbringen oder abends mindestens eine Stunde vor dem Schlafengehen auf Bildschirme zu verzichten. Diese digitalen Pausen geben dem Geist die Möglichkeit, sich zu erholen und den Tag achtsam zu beginnen oder zu beenden.

Schaffen Sie handyfreie Zonen
Definieren Sie bestimmte Bereiche in Ihrem Zuhause oder am Arbeitsplatz, die als „handyfreie Zonen" gelten. Das Schlafzimmer ist ein idealer Ort, um diese Regel anzuwenden, da dies die Schlafqualität verbessern kann. Ebenso können Sie den Esstisch als handyfreie Zone einführen, um achtsamere Mahlzeiten und Gespräche zu fördern.

Beispiel: Lisa bemerkte, dass sie oft während des Essens auf ihr Handy schaute, anstatt die Zeit mit ihrer Familie zu genießen. Durch die Einführung einer handyfreien Esstisch-Regel wurde das gemeinsame Essen zu einer viel achtsameren und wertvolleren Zeit, in der echte Gespräche stattfanden.

Setzen Sie sich digitale Ziele
Überlegen Sie, in welchen Bereichen Sie den digitalen Konsum reduzieren möchten. Dies könnte die Reduzierung von Social-Media-Nutzung, das Vermeiden von E-Mails außerhalb der Arbeitszeit oder das Begrenzen der Bildschirmzeit auf ein bestimmtes Maß pro Tag sein. Durch das Setzen konkreter Ziele fällt es leichter, den Fortschritt zu messen und den positiven Effekt eines Digital Detox zu erleben.

Nehmen Sie sich Auszeiten von sozialen Medien
Soziale Medien sind besonders verlockend, weil sie uns das Gefühl geben, ständig auf dem Laufenden zu sein. Doch gerade hier ist ein bewusster Verzicht hilfreich, um die ständige Informationsflut zu reduzieren. Probieren Sie es aus, indem Sie für eine bestimmte Zeit – zum Beispiel

einen Tag oder eine Woche – auf soziale Medien verzichten. Sie werden schnell bemerken, wie viel ruhiger Ihr Geist wird, wenn er nicht ständig mit neuen Informationen gefüttert wird.

Ersetzen Sie digitale Aktivitäten durch echte Erlebnisse
Ein Digital Detox funktioniert am besten, wenn er durch achtsame Aktivitäten ersetzt wird. Nutzen Sie die gewonnene Zeit, um sich auf Ihre Hobbys zu konzentrieren, Zeit in der Natur zu verbringen, mit Freunden und Familie zu sprechen oder einfach nur zu entspannen. Diese echten Erlebnisse schaffen langfristig mehr Zufriedenheit als stundenlanges Scrollen durch soziale Medien.

Die Herausforderungen eines Digital Detox

Ein Digital Detox kann anfangs schwierig sein, besonders wenn man stark
an seine digitalen Geräte gewöhnt ist. Viele Menschen erleben in den
ersten Tagen sogar eine Art „Entzugserscheinung" in Form von Unruhe
oder Langeweile. Doch diese Phase geht meist schnell vorüber, und mit der
Zeit wird es einfacher, ohne die ständige digitale Ablenkung zu leben.

Ein weiterer Aspekt ist das berufliche Umfeld. Viele Menschen fühlen sich
gezwungen, immer erreichbar zu sein. Hier kann es hilfreich sein, klare
Grenzen zu setzen und mit Arbeitgebern oder Kollegen zu kommunizieren,
wann man verfügbar ist und wann nicht.

Fazit
Ein Digital Detox ist eine wertvolle Praxis im Rahmen eines achtsamen
Lebensstils. Indem wir bewusste Pausen von der digitalen Welt einlegen,
schaffen wir Raum für mehr Achtsamkeit, Präsenz und echte Erlebnisse.
Die regelmäßige Anwendung eines Digital Detox kann helfen, Stress
abzubauen, die Schlafqualität zu verbessern und die mentale Gesundheit zu
stärken. Gleichzeitig erlaubt es uns, eine gesunde Balance zwischen
Online- und Offline-Leben zu finden und unseren Umgang mit digitalen
Medien bewusster zu gestalten.

13) Die heilsame Kraft der Naturverbundenheit

In der hektischen, technologiegetriebenen Welt von heute sehnen sich viele
Menschen nach einem tieferen Gefühl der Verbindung zur Natur. Diese
„Naturverbundenheit" ist mehr als nur ein Aufenthalt im Freien – es ist ein
tiefes Verständnis und eine innere Verbundenheit mit der Umwelt, die das
physische, mentale und emotionale Wohlbefinden nachhaltig fördert.
Achtsamkeit spielt in dieser Beziehung eine zentrale Rolle, denn sie
ermöglicht es uns, die Natur in ihrer vollen Tiefe zu erleben und von ihren
zahlreichen Vorteilen zu profitieren.

Die Bedeutung von Naturverbundenheit

Naturverbundenheit beschreibt eine emotionale Bindung zur natürlichen Welt. Es geht darum, die Natur nicht nur als äußere Umgebung wahrzunehmen, sondern sie als Teil des eigenen Lebens zu integrieren. Menschen, die eine tiefe Verbindung zur Natur spüren, erleben häufig ein Gefühl von Frieden, Zufriedenheit und Zugehörigkeit. Diese Verbindung kann dabei helfen, Stress zu reduzieren, den Geist zu beruhigen und das allgemeine Wohlbefinden zu steigern.

Studien zeigen, dass regelmäßiger Kontakt mit der Natur zahlreiche positive Auswirkungen auf die psychische Gesundheit hat. Naturverbundene Menschen berichten von weniger Depressionen, geringerer Angst und einem gesteigerten Gefühl von Glück und Zufriedenheit. Die Natur bietet einen Raum der Erholung und Regeneration, der uns hilft, wieder in Balance zu kommen.

Achtsamkeit und Natur: Eine kraftvolle Kombination

Achtsamkeit, die bewusste Aufmerksamkeit auf den gegenwärtigen
Moment, ergänzt sich wunderbar mit der Naturverbundenheit. Wenn wir
uns in der Natur aufhalten, hilft Achtsamkeit uns, jede Erfahrung intensiver
zu erleben – sei es das Rauschen der Blätter im Wind, der Duft von frischer
Erde oder das sanfte Plätschern eines Baches. Durch achtsames Erleben der
Natur lernen wir, die kleinen Details und die Schönheit der natürlichen
Welt bewusst wahrzunehmen.

Beispiel: Anna, eine gestresste Bürokraft, entschied sich, regelmäßig
Spaziergänge im nahegelegenen Wald zu machen. Während sie anfangs
noch mit ihren Gedanken bei der Arbeit war, begann sie nach und nach,
sich auf die Geräusche und Gerüche um sie herum zu konzentrieren. Das
achtsame Wahrnehmen der Natur ließ sie ruhiger und gelassener werden,
und bald merkte sie, dass diese Spaziergänge ihr halfen, den Stress des
Alltags hinter sich zu lassen.

Vorteile der Naturverbundenheit

Der Kontakt zur Natur bietet eine Fülle von Vorteilen, die sowohl auf körperlicher als auch auf geistiger Ebene wirken:

Reduktion von Stress und Angst

Zeit in der Natur zu verbringen, hat eine beruhigende Wirkung auf das Nervensystem. Das Grün der Bäume, das sanfte Rauschen des Windes und die Weite der Landschaft wirken wie ein natürlicher Stressabbau. Studien zeigen, dass selbst kurze Aufenthalte in der Natur den Cortisolspiegel (das Stresshormon) im Körper senken können.

Verbesserte Konzentration und Kreativität

Die Natur bietet eine Art „mentale Erholung", die uns hilft, unsere Aufmerksamkeit und Konzentration zu stärken. Dies wird als „Aufmerksamkeits-Wiederherstellungstheorie" bezeichnet. Sie besagt, dass die natürliche Umgebung uns die Möglichkeit gibt, unsere geistigen Energien wieder aufzuladen. Menschen, die regelmäßig Zeit im Grünen verbringen, berichten häufig von einem gesteigerten kreativen Potenzial und besserer Problemlösungsfähigkeit.

Stärkung des Immunsystems

Der Aufenthalt in der Natur kann auch direkte physische Vorteile haben. Einige Studien deuten darauf hin, dass regelmäßiger Kontakt mit natürlichen Umgebungen das Immunsystem stärkt. Der Begriff „Waldbaden" (Shinrin Yoku) stammt aus Japan und beschreibt das bewusste Verweilen im Wald, um die gesundheitsfördernden Effekte der Natur zu nutzen. Die in den Bäumen freigesetzten ätherischen Öle haben eine nachweisliche Wirkung auf das Immunsystem und fördern die Bildung von natürlichen Killerzellen, die für die Bekämpfung von Infektionen verantwortlich sind.

Verbesserte Schlafqualität

Regelmäßiger Kontakt mit der Natur kann auch die Schlafqualität verbessern. Die beruhigende Wirkung der Natur und die frische Luft tragen dazu bei, dass wir tiefer und erholsamer schlafen. Zudem hilft uns der Aufenthalt im Freien, unseren natürlichen Biorhythmus zu stabilisieren, da wir stärker dem natürlichen Tageslicht ausgesetzt sind.

Praktische Wege, um Naturverbundenheit zu stärken

Die Naturverbundenheit zu pflegen erfordert keine großen Veränderungen im Alltag. Es gibt zahlreiche einfache und achtsame Möglichkeiten, wie wir uns wieder mit der Natur verbinden können:

Achtsame Spaziergänge in der Natur

Eine der einfachsten und wirkungsvollsten Methoden, um Naturverbundenheit zu stärken, ist ein achtsamer Spaziergang. Dies bedeutet, sich bewusst auf die Natur um sich herum zu konzentrieren und den Moment zu genießen. Lassen Sie Ihr Handy zu Hause oder schalten Sie es aus, um nicht abgelenkt zu werden. Nehmen Sie die Geräusche der Vögel, den Geruch des Waldes und die Farben der Pflanzen bewusst wahr. Diese achtsame Verbindung zur Natur kann sowohl beruhigend als auch erdend wirken.

Beispiel: Tom begann, nach der Arbeit täglich einen kurzen Spaziergang im Park zu machen. Anfangs betrachtete er dies nur als körperliche Betätigung, doch durch das bewusste Wahrnehmen seiner Umgebung – das Zwitschern der Vögel, das Rauschen der Bäume – wurde dieser Spaziergang zu einem meditativen Ritual, das ihm half, den Stress des Tages loszulassen.

Gärtnern als Achtsamkeitspraxis

Gärtnern ist eine wunderbare Möglichkeit, sich mit der Natur zu verbinden und dabei Achtsamkeit zu praktizieren. Das Pflegen von Pflanzen – ob in einem großen Garten oder auf dem kleinen Balkon – erfordert Geduld und Aufmerksamkeit. Die Arbeit mit der Erde, das Säen, Gießen und Ernten können sehr beruhigend wirken und uns eine tiefe Verbundenheit zur Natur schenken.

Beispiel: Sabine entdeckte das Gärtnern als Möglichkeit, achtsam mit der Natur in Kontakt zu treten. Jeden Morgen nahm sie sich Zeit, um ihre Pflanzen zu gießen und zu pflegen. Dieses Ritual half ihr nicht nur, sich zu entspannen, sondern auch, eine tiefe Wertschätzung für das Wachstum und die Zyklen der Natur zu entwickeln.

Waldbaden

Das Konzept des Waldbadens (Shinrin Yoku) stammt aus Japan und beschreibt das bewusste Verweilen im Wald, um die positiven Effekte der Natur zu nutzen. Es handelt sich dabei nicht um eine sportliche Aktivität, sondern um ein langsames, achtsames Eintauchen in die Atmosphäre des

Waldes. Waldbaden kann dabei helfen, Stress abzubauen, den Blutdruck zu senken und die geistige Klarheit zu fördern.

Barfußlaufen

Das Barfußlaufen auf natürlichen Oberflächen wie Gras, Sand oder Erde – auch „Earthing" genannt – stärkt das Gefühl der Verbundenheit mit der Erde. Diese einfache Praxis kann helfen, den Stress abzubauen und das Immunsystem zu stärken. Es wird angenommen, dass der direkte Kontakt mit der Erde einen positiven Einfluss auf das Nervensystem hat und den Körper erdet.

Achtsamkeit und Nachhaltigkeit

Ein tieferes Gefühl der Naturverbundenheit führt oft auch zu einem größeren Bewusstsein für die Umwelt und die Notwendigkeit, sie zu schützen. Menschen, die eine starke emotionale Bindung zur Natur haben, sind eher bereit, nachhaltige Entscheidungen zu treffen und ihren ökologischen Fußabdruck zu minimieren. Achtsamkeit fördert eine Haltung der Dankbarkeit und des Respekts gegenüber der natürlichen Welt, was zu einem nachhaltigeren Lebensstil führen kann.

Fazit

Naturverbundenheit ist ein wesentlicher Bestandteil eines achtsamen Lebens. Die bewusste Verbindung zur Natur kann das Wohlbefinden auf vielfältige Weise steigern, indem sie Stress reduziert, die Konzentration verbessert und die emotionale Balance fördert. Indem wir uns Zeit nehmen, die Natur achtsam zu erleben – sei es durch Spaziergänge, Gärtnern oder einfaches Verweilen im Freien – können wir wieder eine tiefere Verbindung zu uns selbst und zur Welt um uns herum spüren. Ein achtsames Leben in Harmonie mit der Natur führt nicht nur zu mehr innerer Ruhe, sondern auch zu einem nachhaltigeren, umweltbewussteren Lebensstil.

14) Die transformative Kraft der Meditation

Meditation ist eine uralte Praxis, die in den letzten Jahrzehnten in der modernen Welt zunehmend an Bedeutung gewonnen hat. Sie wird nicht nur als Werkzeug zur Entspannung genutzt, sondern auch als Methode, um Achtsamkeit, Selbstbewusstsein und inneres Gleichgewicht zu fördern. In einer Zeit, in der viele Menschen durch die Anforderungen des Alltags, der Arbeit und der ständigen digitalen Reizüberflutung überfordert sind, bietet die Meditation einen Weg, den Geist zu beruhigen und im Moment anzukommen. Dieser Text beleuchtet die Bedeutung der Meditation im Rahmen eines achtsamen Lebens und zeigt, wie diese Praxis in den Alltag integriert werden kann.

Was ist Meditation?

Meditation ist im Wesentlichen eine Technik, die darauf abzielt, den Geist
zu fokussieren und eine tiefere Verbindung zu sich selbst zu finden. Es gibt
viele verschiedene Meditationsarten, von stiller Sitzmeditation über
geführte Meditationen bis hin zu bewegten Formen wie der Gehmeditation
oder Yoga. Der zentrale Kern aller Meditationspraktiken ist jedoch die
Achtsamkeit – das bewusste, urteilsfreie Erleben des gegenwärtigen
Moments.

Meditation erfordert keine besonderen Voraussetzungen und kann von
Menschen aller Altersgruppen praktiziert werden. Alles, was man braucht,
ist die Bereitschaft, sich für eine bestimmte Zeit auf den Moment zu
konzentrieren und äußere Gedanken und Ablenkungen loszulassen. Durch
diese Übung wird die Fähigkeit geschult, auch in stressigen Momenten
eine ruhige und gelassene Haltung einzunehmen.

Die Vorteile der Meditation

Regelmäßige Meditation hat zahlreiche positive Auswirkungen auf Körper und Geist. Zu den bekanntesten Vorteilen zählen:

Reduktion von Stress und Angst

Meditation hilft, Stress abzubauen und Ängste zu lindern. Studien zeigen, dass Menschen, die regelmäßig meditieren, weniger anfällig für Stress sind und in herausfordernden Situationen gelassener reagieren. Durch das bewusste Atmen und die Fokussierung auf den gegenwärtigen Moment wird das Nervensystem beruhigt und der Cortisolspiegel (das Stresshormon) gesenkt.

Verbesserte Konzentration und geistige Klarheit

Meditation fördert die Konzentrationsfähigkeit und verbessert das Gedächtnis. Indem man den Geist auf einen Punkt fokussiert, lernt man, ablenkende Gedanken beiseitezuschieben und sich voll und ganz auf eine Aufgabe zu konzentrieren. Dies kann besonders im Arbeitsalltag von großem Nutzen sein, wo viele Menschen unter Informationsüberflutung leiden.

Stärkung des emotionalen Wohlbefindens

Meditation hat nachweislich positive Effekte auf das emotionale Gleichgewicht. Sie hilft dabei, negative Emotionen wie Wut, Traurigkeit oder Frustration besser zu verarbeiten und eine tiefere innere Zufriedenheit zu entwickeln. Durch die regelmäßige Praxis lernt man, Emotionen zu beobachten, ohne sich von ihnen überwältigen zu lassen.

Förderung des körperlichen Wohlbefindens

Neben den geistigen und emotionalen Vorteilen kann Meditation auch körperliche Beschwerden lindern. So zeigen Studien, dass regelmäßige Meditation chronische Schmerzen verringern und das Immunsystem stärken kann. Außerdem unterstützt sie den Körper dabei, sich besser zu entspannen, was wiederum die Schlafqualität verbessert.

Meditation und Achtsamkeit: Eine enge Verbindung

Achtsamkeit und Meditation sind eng miteinander verbunden. Achtsamkeit bedeutet, im gegenwärtigen Moment präsent zu sein und ihn vollständig zu erleben, ohne zu urteilen. Meditation ist eine Übung, die diese Fähigkeit kultiviert. Während der Meditation lernen wir, unsere Gedanken, Gefühle und körperlichen Empfindungen bewusst wahrzunehmen, ohne uns von ihnen ablenken oder kontrollieren zu lassen. Diese Fähigkeit, achtsam im Moment zu sein, lässt sich auf den Alltag übertragen, sodass wir auch außerhalb der Meditation in stressigen Situationen ruhig und klar bleiben.

Beispiel: Tim arbeitet in einem stressigen Bürojob und fühlte sich oft von den vielen Aufgaben und der ständigen Erreichbarkeit überwältigt. Er begann, jeden Morgen 10 Minuten zu meditieren, indem er sich auf seinen Atem konzentrierte. Mit der Zeit bemerkte er, dass er gelassener auf stressige Situationen reagierte und es ihm leichter fiel, seine Aufgaben fokussiert und ohne Hektik zu erledigen.

Verschiedene Meditationspraktiken

Es gibt viele verschiedene Meditationsformen, die je nach individuellen Bedürfnissen und Vorlieben angewendet werden können. Hier sind einige der gängigsten Praktiken:

Atemmeditation

Eine der einfachsten und zugänglichsten Formen der Meditation ist die Atemmeditation. Dabei konzentriert man sich ausschließlich auf den Atem – auf das Ein- und Ausströmen der Luft. Diese Technik hilft, den Geist zu beruhigen und in den Moment zu kommen. Wann immer Gedanken oder Ablenkungen auftauchen, kehrt man sanft zur Beobachtung des Atems zurück.

Beispiel: Sarah, eine Mutter von zwei kleinen Kindern, nutzt die Atemmeditation, um sich zwischendurch kleine Ruhepausen zu gönnen. Sie setzt sich für fünf Minuten hin, schließt die Augen und konzentriert sich auf ihren Atem. Diese kurzen Meditationspausen helfen ihr, gelassener und geduldiger auf die Herausforderungen des Alltags zu reagieren.

Gehmeditation

Die Gehmeditation ist eine bewegte Form der Achtsamkeitspraxis, bei der man die langsamen, bewussten Schritte und die Verbindung des Körpers zur Erde fokussiert. Diese Praxis ist ideal für Menschen, die Schwierigkeiten haben, lange still zu sitzen. Man kann sie sowohl drinnen als auch draußen durchführen, idealerweise an einem ruhigen Ort, an dem man ungestört gehen kann.

Geführte Meditation

In geführten Meditationen wird der Meditierende von einer Stimme (live oder per Audioaufnahme) durch die Praxis geführt. Dies kann besonders für Anfänger hilfreich sein, die Unterstützung dabei brauchen, ihren Geist zu fokussieren. Oftmals sind diese Meditationen thematisch ausgerichtet, etwa auf Entspannung, Selbstmitgefühl oder Stressbewältigung.

Beispiel: Markus, ein Einsteiger in die Meditation, begann mit geführten Meditationen, die er über eine App anhörte. Diese halfen ihm, sich zu konzentrieren und den meditativen Zustand zu erreichen. Nach einigen Wochen fühlte er sich sicherer und begann, auch eigenständig zu meditieren.

Körper-Scan-Meditation

Bei dieser Meditation konzentriert man sich nacheinander auf verschiedene Körperteile, um Spannungen und Empfindungen wahrzunehmen. Die Körper-Scan-Meditation ist besonders hilfreich, um Achtsamkeit auf den Körper zu richten und Verspannungen oder Stresssymptome zu erkennen und zu lösen.

Meditation in den Alltag integrieren

Meditation muss nicht zwingend in stundenlangen Sitzungen praktiziert werden. Schon wenige Minuten pro Tag können einen großen Unterschied machen. Hier sind einige Tipps, um Meditation in den Alltag zu integrieren:

Beginnen Sie klein
Fangen Sie mit fünf bis zehn Minuten pro Tag an. Es ist besser, regelmäßig kurze Einheiten zu praktizieren, als sich zu viel vorzunehmen und es dann nicht durchzuhalten.

Schaffen Sie eine Routine
Integrieren Sie die Meditation zu einem festen Zeitpunkt in Ihren Tagesablauf – zum Beispiel morgens nach dem Aufstehen oder abends vor dem Schlafengehen. So wird die Praxis schnell zur Gewohnheit.

Nutzen Sie Wartezeiten
Meditation muss nicht immer in Stille und Ruhe stattfinden. Sie können auch kurze Momente der Achtsamkeit in Ihren Alltag einbauen – zum Beispiel, indem Sie in der Schlange beim Einkaufen oder an der Ampel ein paar bewusste Atemzüge machen und Ihre Gedanken loslassen.

Fazit
Meditation ist eine wirkungsvolle Praxis, um mehr Achtsamkeit, Gelassenheit und inneren Frieden in das Leben zu integrieren. Sie hilft, den Geist zu beruhigen, Stress abzubauen und das emotionale Wohlbefinden zu steigern. Durch verschiedene Meditationsarten kann jeder Mensch die für ihn passende Form finden und so die transformative Kraft der Meditation erleben. In einer Welt voller Hektik und Ablenkungen bietet Meditation einen wertvollen Anker, um immer wieder ins Hier und Jetzt zurückzukehren und das Leben achtsamer zu gestalten.

15) Ziele und Absichten klar und bewusst setzen

In einer Welt voller Ablenkungen und ständiger Veränderung ist es oft schwer, klaren Fokus und Richtung im Leben zu bewahren. Ziele und Absichten spielen dabei eine entscheidende Rolle. Sie geben uns Orientierung, helfen uns, Prioritäten zu setzen und uns auf das Wesentliche zu konzentrieren. Doch was unterscheidet ein Ziel von einer Absicht, und wie können wir sie auf eine achtsame Weise in unser Leben integrieren?

Ziele und Absichten: Was ist der Unterschied?

Ziele und Absichten werden oft synonym verwendet, obwohl sie unterschiedliche Aspekte des Lebens und der Selbstentwicklung ansprechen. Ein Ziel ist ein klar definiertes Ergebnis, das man erreichen möchte. Es ist in der Regel spezifisch, messbar und zeitlich begrenzt. Ein Beispiel könnte sein: „Ich möchte in den nächsten sechs Monaten 10 Kilometer laufen können."

Eine Absicht hingegen ist ein übergeordneter Leitgedanke oder eine Haltung, mit der wir unser Leben gestalten wollen. Sie ist weniger an ein konkretes Ergebnis gebunden, sondern dient als innerer Kompass, der uns dabei hilft, in Einklang mit unseren Werten zu handeln. Eine Absicht könnte sein: „Ich möchte mehr Geduld und Mitgefühl in mein Leben integrieren."

Ziele sind oft mit äußeren Ergebnissen verbunden, während Absichten auf inneren Zuständen und Haltungen basieren. Die Kombination beider Elemente – Ziele als konkrete Wegweiser und Absichten als übergeordnete Leitmotive – bietet eine ganzheitliche Methode, um bewusster und achtsamer zu leben.

Achtsamkeit bei der Zielsetzung

Das Setzen von Zielen ist wichtig, um Fortschritt zu machen und sich weiterzuentwickeln. Doch viele Menschen verfallen in die Falle, zu viele oder unrealistische Ziele zu setzen, was oft zu Frustration und Stress führt. Hier kommt die Achtsamkeit ins Spiel. Achtsames Zielsetzen bedeutet, sich bewusst Zeit zu nehmen, um herauszufinden, was man wirklich erreichen möchte und warum. Es geht nicht nur darum, sich kurzfristige Erfolge zu setzen, sondern langfristig sinnvolle und erfüllende Ziele zu wählen.

SMARTe Ziele

Eine bewährte Methode, um Ziele präzise und durchdacht zu formulieren, ist das SMART-Prinzip. Es steht für:

Spezifisch
Ein Ziel sollte klar und präzise formuliert sein. Beispiel: „Ich möchte dreimal pro Woche joggen gehen", anstatt „Ich möchte fitter werden."

Messbar
Es sollte eine Möglichkeit geben, den Fortschritt zu verfolgen. Beispiel: „Ich möchte innerhalb von drei Monaten 5 Kilogramm abnehmen."

Attraktiv
Das Ziel sollte für einen selbst erstrebenswert sein und zur eigenen Lebensvision passen.

Realistisch
Es ist wichtig, Ziele zu wählen, die erreichbar sind. Unrealistische Ziele führen schnell zu Enttäuschung.

Terminiert
Ein Ziel braucht einen Zeitrahmen, um nicht im Sande zu verlaufen. Beispiel: „Ich möchte bis Ende des Jahres 10 Bücher gelesen haben."

Achtsamkeit in der Zielsetzung bedeutet auch, sich Zeit für Reflexion zu nehmen. Passt dieses Ziel wirklich zu meinen langfristigen Werten? Wie fühle ich mich beim Gedanken daran? Diese Fragen helfen, Ziele zu setzen, die nicht nur erreichbar, sondern auch erfüllend sind.

Beispiel: Achtsames Zielsetzen im Alltag

Lisa möchte mehr Sport in ihren Alltag integrieren. Anstatt sich
unrealistische Ziele zu setzen wie „Ich möchte jeden Tag eine Stunde
trainieren", entscheidet sie sich für ein achtsames Ziel: „Ich möchte
dreimal pro Woche 30 Minuten joggen." Dabei achtet sie darauf, wie sich
der Sport in ihren Tagesablauf integrieren lässt und reflektiert nach jedem
Lauf, wie sie sich dabei gefühlt hat. Mit dieser achtsamen
Herangehensweise bleibt sie motiviert und meidet den inneren Druck, der
oft mit strengen Zielen einhergeht.

Absichten formulieren und leben

Im Gegensatz zu Zielen sind Absichten offener und fließender. Sie
beziehen sich mehr auf die Art und Weise, wie wir leben möchten, und
weniger auf konkrete Ergebnisse. Eine Absicht könnte sein: „Ich möchte
jeden Tag achtsam und mitfühlend mit mir selbst umgehen." Diese Absicht
gibt den Ton an, wie wir unsere Ziele verfolgen und wie wir in
herausfordernden Situationen reagieren.

Während Ziele oft mit Leistungsdruck und externen Erwartungen
verbunden sind, geht es bei Absichten um innere Ausrichtung. Eine starke
Absicht kann helfen, auch in stressigen Phasen oder wenn Ziele nicht
erreicht werden, zentriert zu bleiben und auf die innere Haltung zu
vertrauen.

Absichten und Achtsamkeit

Achtsamkeit unterstützt uns dabei, unsere Absichten klar zu formulieren
und sie im Alltag bewusst zu leben. Eine Methode, dies zu tun, ist das
tägliche Setzen von kleinen Absichten, die den Tag strukturieren.
Beispielsweise könnte eine tägliche Absicht sein: „Heute möchte ich
geduldig und freundlich mit meinen Kollegen umgehen." Diese Absicht
gibt nicht vor, wie genau der Tag verlaufen soll, sondern richtet den Fokus
auf eine innere Haltung.

Beispiel: Absicht im Alltag

Jan möchte mehr innere Ruhe in sein Leben bringen. Seine Absicht lautet:
„Ich möchte achtsam mit mir und meinen Gedanken umgehen und mich
nicht von äußeren Ereignissen stressen lassen." Diese Absicht hilft ihm,
auch in hektischen Momenten innezuhalten und sich auf seinen Atem oder
ein kurzes achtsames Ritual zu besinnen. Obwohl es Tage gibt, an denen
Jan sich nicht ruhig fühlt, erinnert ihn seine Absicht daran, wieder zu sich
zurückzukehren und Geduld mit sich selbst zu haben.

Ziele und Absichten vereinen
Ziele und Absichten müssen nicht getrennt voneinander existieren.
Tatsächlich ergänzen sie sich wunderbar. Ein Ziel gibt eine klare Richtung
vor, während die Absicht den emotionalen und spirituellen Rahmen
schafft, in dem das Ziel verfolgt wird. Wenn man beides kombiniert,
entstehen Ziele, die nicht nur auf externe Ergebnisse ausgerichtet sind,
sondern auch das innere Wachstum und Wohlbefinden unterstützen.

Beispiel: Kombination von Ziel und Absicht
Nehmen wir das Beispiel von Anna, die sich zum Ziel gesetzt hat, ihre
Arbeitszeiten besser zu strukturieren, um mehr Freizeit zu haben. Ihr Ziel
ist spezifisch: „Ich möchte bis Ende des Monats einen klaren Arbeitsplan
erstellen, der es mir erlaubt, jeden Tag um 18 Uhr Feierabend zu machen."
Ihre Absicht lautet jedoch: „Ich möchte achtsam mit meiner Zeit umgehen
und den Feierabend bewusst genießen." Durch die Kombination von Ziel
und Absicht stellt Anna sicher, dass sie nicht nur ihr Zeitmanagement
verbessert, sondern auch die neu gewonnene Zeit bewusst nutzt, um sich
zu erholen und ihre Freizeit achtsam zu gestalten.

Die Rolle von Flexibilität und Selbstmitgefühl

Es ist wichtig, flexibel zu bleiben, sowohl bei der Verfolgung von Zielen als auch beim Leben nach Absichten. Das Leben ist unvorhersehbar, und manchmal müssen Pläne und Ziele angepasst werden. Achtsamkeit hilft uns, dies zu akzeptieren und uns nicht entmutigen zu lassen. Selbstmitgefühl spielt hierbei eine wichtige Rolle: Wenn wir unsere Ziele nicht sofort erreichen oder von unserer Absicht abweichen, sollten wir uns nicht verurteilen, sondern freundlich mit uns selbst umgehen und uns die Möglichkeit geben, es erneut zu versuchen.

Fazit

Ziele und Absichten sind kraftvolle Werkzeuge, um ein erfülltes, achtsames Leben zu gestalten. Während Ziele uns helfen, konkrete Fortschritte zu machen, bieten Absichten eine innere Ausrichtung, die unser Handeln mit unseren Werten und Emotionen in Einklang bringt. Durch die Kombination von beidem können wir achtsamer leben, Stress reduzieren und eine tiefere Zufriedenheit im Alltag finden. Es ist weniger wichtig, wie schnell wir unsere Ziele erreichen, sondern wie bewusst und mit welcher inneren Haltung wir sie verfolgen.

Schlusswort: Dein Weg zur Achtsamkeit

Herzlichen Glückwunsch! Du hast den ersten Schritt in ein bewussteres, achtsameres Leben getan, indem du dich intensiv mit den verschiedenen Facetten der Achtsamkeit auseinandergesetzt hast. Ob es die bewusste Atmung, das Pflegen von Beziehungen oder der Umgang mit Stress und Emotionen war – all diese Bereiche tragen dazu bei, dass du dich tiefer mit dir selbst und deiner Umwelt verbinden kannst. Durch das Üben von Achtsamkeit hast du Werkzeuge an die Hand bekommen, um mehr Gelassenheit und Lebensfreude in deinen Alltag zu integrieren.

Doch Achtsamkeit ist keine einmalige Übung, sondern ein lebenslanger Prozess. Es geht nicht darum, perfekt zu sein, sondern Schritt für Schritt bewusster zu leben und zu lernen, im Hier und Jetzt zu verweilen. Jeder Moment bietet die Möglichkeit, innezuhalten, zu reflektieren und die Verbindung zu deinem inneren Selbst und zu deinen Mitmenschen zu vertiefen. Dies erfordert Geduld, aber auch Mitgefühl – insbesondere für dich selbst.

Ich hoffe, dass du durch dieses Buch viele wertvolle Einsichten gewonnen hast und nun motiviert bist, Achtsamkeit in allen Bereichen deines Lebens zu integrieren. Sei dir bewusst, dass es normal ist, wenn du an manchen Tagen nicht so achtsam bist, wie du es dir wünschst. Jeder Tag, jeder Moment bietet dir die Gelegenheit, neu zu beginnen.

Im zweiten Teil dieser Reise wird es noch tiefer gehen: Wir werden weitere wichtige Aspekte der Achtsamkeit beleuchten und die Verbindung zu Themen wie Kreativität, Selbstdisziplin, Vergebung und das Loslassen von alten Mustern herstellen. Diese Themen werden dir helfen, deine Achtsamkeitspraxis auf ein neues Level zu heben und dir noch mehr inneren Frieden und Klarheit zu schenken.

Ich wünsche dir viel Freude und Kraft auf deinem weiteren Weg. Möge die Achtsamkeit dir im Alltag immer wieder die Ruhe, Klarheit und die Freude schenken, die du verdienst. Denke daran: Der wichtigste Moment ist immer der jetzige. Nutze ihn, um mit dir selbst und deiner Welt in Einklang zu sein.

Alles Gute auf deiner achtsamen Reise!

www.ingramcontent.com/pod-product-compliance
Lightning Source LLC
Chambersburg PA
CBHW061708250726
48657CB00002B/565